భిన్న వైద్య సంప్రదాయాలు

రోగాలు అనివార్యం | నివారణలు అనంతం

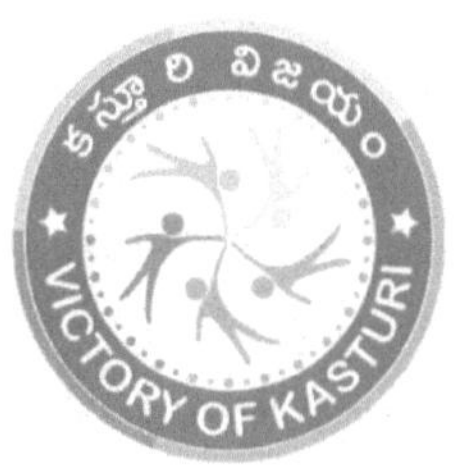

ఆచార్య మహాసముద్రం దేవకి

Bhinna Vaidya Sampradaayaalu
By
Prof. Mahasamudram Devaki
First Edition: 2019
Second Edition: June 2023

ISBN (Paperback):   978-81-963075-6-1

Copyright © Prof. Mahasamudram Devaki

Published By
Kasturi Vijayam,
3-50, Main Road,
Dokiparru Village -521322
Krishna Dist., Andhra Pradesh, India.

Author
Prof. Mahasamudram Devaki
28-3-538-12, Sharada Nagar,
Ananthapuram - 515001
Ph: +919963295997, 9441493777

Book Available
@
Amazon, flipkart, Google Play, ebooks, Rakuten and KOBO

విషయసూచిక

మనము – మన ఆరోగ్యం

శరీరం వ్యాధి మందిరం అనే మాట అనాదిగా వినిపిస్తున్నదే . ' శరీరమాద్యం ఖలు ధర్మ సాధనం. ' ప్రతి వ్యక్తికి శరీరాన్ని రక్షించుకోవడం ముఖ్య కర్తవ్యం. బంగారం తినగలిగిన కోటీశ్వరుడయినా ఆరోగ్యం లేక పోయిన తర్వాత అతనంత దరిద్రుణ్ణి ఊహించలేం. మిడాన్ రాజు కథ అందుకు చక్కటి ఉదాహరణ.

మానవుని అమూల్యమైన సొత్తు జీవం. దాని తర్వాత విలువైంది ఆరోగ్యం. మన భారత దేశం వైద్యానికి పుట్టినిల్లయితే పాశ్చాత్య దేశాలు మెట్టినిల్లులలాంటిది. అతి ప్రాచీన కాలంలోనే యోగ దృష్టితో సాధించి సూత్ర రూపంగా చెప్పిన వైద్య పరమయిన అంశాలెన్నో ఆయుర్వేదంలో ఉన్నాయి. ప్రకృతి వైద్యం అందరి పాలిట వరం . తక్కువ ఖర్చుతో పొయ్యే హోమియో వైద్యం పేదల పాలిట పెన్నిది. ఆక్యు పంక్చర్ , ఆక్యుప్రెషర్ ఏదీ తక్కువ కాదు. దేని విలువ దాని కుంది .

కారణాలు ఏమైనా మనుషులుకు రోగాలు రావడం సహజం. మానవ శరీరాలు రోగాలకు అతీతాలు కావు . రోగాలు ఉత్పన్నమయినప్పుడు వాటి నివారణ కోసం మానవుడు చేసే ప్రయత్నాలెన్నో ఉన్నాయి. ఆ ప్రయత్నాల ఫలితంగానే దేశ దేశాల్లో ఎన్నో రకాలయిన వైద్య విధానాలు రూపుదిద్దుకున్నాయి. నాటు వైద్యం, ఆయుర్వేదం, యునాని, ప్రకృతి వైద్యం. ఆకుపంక్చర్ , ఆక్యుప్రెషర్, అల్లోపతి, హోమియోపతి వాటిలో ఎక్కువగా అమలులో ఉండేవి .

వేద యుగ ఆరంభం నుండే భారత దేశంలో దేశీయ వైద్యం బాగా వ్యాప్తి లోకి వచ్చింది. ఆయుర్వేదంలో సుశిక్షితులు కావడానికి కొంతమంది గురుకులాల్లో నివసిస్తూ , ఆశ్రమ ధర్మాలను పాటిస్తూ వైద్య శాస్త్రంలో ఆరితేరిన వారైనారు. ' వానలో తడవని వారు, వైద్యం తెలియని వారు లేరు. ' స్త్రీలు, పిల్లలు, పెద్దలు వైద్య అనుభవం ఉన్న వాళ్ళే. ఇక్కడ మీతో ఒక జ్ఞాపకం పంచుకోవాలి.

మా పాప మనోజ్ఞకు రెండేండ్ల వయసప్పుడు. అంబేడ్కర్ భవన్లో ఒక పెళ్ళికి వెళ్ళాము. ఆ పెళ్ళికి చంద్ర శేఖరన్న , వదిన లక్ష్మి వచ్చారు. వాళ్లు పాపను వాళ్లింటికి తీసుకెళ్లారు. సాయంకాలం నాలుగు గంటల వరకు బాగా ఆడుకున్న పిల్ల ఉన్నట్టుండి ఏడవడం మొదలు పెట్టిందట . ఏమి

చెయ్యాలో దిక్కు తోచక డాక్టర్ దగ్గరికి తీసుకెళ్ళడానికి సిద్ధమవుతుంటే 'అత్తా మా అమ్మ చెక్కెర నీళ్ళు కలిపిస్తే బాగవుతుంది' అన్నదట.

'దానికేం భాగ్యం మీ అమ్మే ఇవ్వాలా?, అని వాళ్ళత్త చెక్కెర నీళ్ళు కలిపిస్తే ఐదు నిముషాల్లో నవ్వుతూ ఆడుకున్నదట. ఇది అందరం కలిసినప్పుడు గుర్తు చేసుకొని నవ్వుకొనే వాళ్ళం.

అంతకు ముందు ఒకసారి ఇంట్లో ఇలాగే ఏడుస్తుంటే సాయి నగర్ లో (అనంతపురం) ఉన్న పిల్లల డాక్టర్ దగ్గరికి (పేరు గుర్తున్నా చెప్పడం లేదు) తీసుకెళ్ళాము. ఆయన పడుకో బెట్టి, ఇటు తిప్పి అటు తిప్పి , పొట్ట తట్టి చూసి, వీపు మీద చెరచి ఏవో సిరఫ్లు, మాత్రలు నాలుగైదు రాసిచ్చారు. అవి వేసినా గుక్క పట్టి ఏడుస్తూనే ఉంది. తర్వాత చక్కెర నీళ్ళు కలిపి తాపితే హాయిగా నిద్ర పోయింది. ఆ అనుభవమే పాప అలా చెప్పడానికి కారణం.

ఇంతకూ చెప్పొచ్చేదేమంటే ఎండాకాలం లో కొంత మందికి వేడి చేసి పొత్తి కడుపు బిగదీసినట్లయి మాటి మాటికి యూరిన్ వస్తున్నట్లుంది. అలాంటప్పుడు గోరువెచ్చటి నీళ్ళలో చక్కెర కలిపి ఇస్తే వెంటనే ఉపశమన ముంటుంది. వెన్నీళ్ళతో స్నానం చేసినా ఫలిత ముంటుంది.

ఇలా చిన్న మిరప కాయ కారం హెచ్చు ఎంత పెద్ద గుమ్మడి కాయ అయినా కత్తి పీటకు లోకువే అన్నట్లు ప్రతి దానికీ వైద్యుని ప్రసక్తి లేకుండా చిట్కాలే బాగా పని చేస్తాయి గోరుతో పొయ్యే దానికి గొడ్డలి తీసుకోవడ మెందుకు? ప్రయత్నించి చూడండి . పేద వాళ్ళు ఎక్కువగా ఉన్న మన దేశం లో ఈ వైద్యమే శ్రీరామ రక్ష.

మనుషులకు రోగాలు రావడం అనివార్యం . వచ్చిన రోగాలను వస్తే వచ్చిందిలే అని చేతులు ముడుచుకొని చూస్తూ కూచోలేం. నివారణ కోసం ప్రయత్నిస్తాం. ఆప్రయత్న ఫలితంగా తరతరాల నుంచి ఎన్నో వైద్య విధానాలు రూపుదాల్చాయి వాటిని పరిచయం చెయ్యడమే ఈ గ్రంథం యొక్క ముఖ్య ఉద్దేశం. ఇది చదివి ఎవరికి ఏదినచ్చిందో , ఏది అందుబాటులో ఉందో దాన్ని పాటించి ఉపశమనం పొందుతారని ఆశిస్తూ –

మీ

మహాసముద్రందేవకి

1. ఆయుర్వేదం

1. వేదాలు – ఆయుర్వేదం

వేదశబ్దం 'విద్ – జ్ఞానే జ్ఞాన ధాతువు శబ్దం నుంచి పుట్టింది. ధర్మాధర్మాల్ని ఈశ్వర తత్త్వాన్ని తెలియజెప్పేది వేదం. వేదస్థ విషయాలు అసంఖ్యాకాలు. ఋగ్వేదం, యజుర్వేదం, సామవేదం, అధర్వణవేదం అనే చతుర్వేదాలలో భారతీయ విజ్ఞానం నిక్షిప్తమై ఉంది. ఆయుర్వేదానికి సంబంధించినంత వరకు వైద్య గ్రంథాల్లో లభిస్తున్న విషయాలన్నింటికి బీజాలు వేదాలలో కన్పిస్తాయి.[1]

నాలుగు వేదాలలో మొదటిది ఋగ్వేదం. దానికి ఆయుర్వేదం ఉప వేదమని "ఋగ్వేదస్యాయుర్వేద ఉపవేద" అని వ్యాసమహర్షి చరణ వ్యూహంలో చెప్పాడు. నాలుగు వేదాల్లోను ఆయుర్వేద విషయాలు అసంఖ్యాకంగా ఉన్నాయి. శారీరక మానసిక రోగాలు, వాటి పేర్లు, రోగ లక్షణాలు, చికిత్సలు, ఓషధుల పేర్లు, వాటిని సంపాదించే విధానం, ప్రయోగించే పద్ధతి, సూక్ష్మ క్రిములు, విష సర్పాలు, మంత్ర ద్రష్టలు, ఎముకలు విరిగినపుడు, అవయవాలు కుంటుపడినపుడు ఉపయోగించే మందులు, చికిత్స చేయడంలోగల నేర్పు మొదలైన ఎన్నో అంశాలు నాలుగు వేదాల్లోను చెప్పబడ్డాయి.

"The history of material medica of Ayurveda is as old as the Vedas. The Rigveda (prior to 4500 BC) which is the oldest repository of human knowledge, has described about 67 plants. Other Vedas namely Sama, Yojus and Atharvan are also replete with references to various aspects of Ayurveda, including the description of drugs and therapeutic effects. Medicinal plants are also described in the Samhitha, Upanishat and Purna Texts".[2]

వేదకాలం నాటికే ఆయుర్వేదం బాగా అభివృద్ధి చెందిందనడాన్ని క్రింది విషయాలు ధృవపరుస్తాయి. "ఈ అవయవాల్లో నూర్లకొద్దీ శుద్ధనాళాలు వ్యాపించి ఉన్నాయి. బాణాలు

---

[1]. శంకరశాస్త్రి,వేటూరి, ఆయుర్వేద ఇతిహాసం, పుట:1,

[2]. Vaidya Bhagwan das, Vaidya Lalitesh Kashyapo, Materia Medica of Ayurveda, 1980,P.No.XXXI

గుచ్చుకోవడం వల్ల వాటిలో విషం ప్రవేశించింది. ఆ రక్తనాళాలనన్నింటిని శుభ్రం చేసి నిర్విషంగా చేస్తున్నాము. నీ మూలుగ అతికిపోవుగాక, చర్మంతో చర్మం కలిసి పెరుగుగాక. ఎముక నుంచి కారిపోయిన రక్తం మళ్ళీ ఎముకలో చేరిపోవుగాక. తెగిన మాంసం మాంసంతో అంటుకొని పూర్వస్థితికి వచ్చుగాక."[3] అని మంత్ర ద్రష్టలు చెప్పారు. వేద వాజ్మయంతో బాటు ఆయుర్వేద వాజ్మయం గూడా సృష్ట్యాది నుండి లోకంలో విలసిల్లిందేగాని నిన్న నేడు మనుజుల మనోవికాసము వలన కొత్తగా కనిపెట్టబడి వ్యాప్తిలోనికి వచ్చింది కాదని తెలుస్తున్నది.[4] ఈ విషయాన్నే

"త్రిసూత్ర శాశ్వతం పుణ్యం ఋబుధేయం ప్రజాపతి." అని చరకుడు,

"ఆనుత్పాద్యైత ప్రజాశోకశత సహస్రనుధ్యాయం ప్రజాపతి."అని చరకుడు,

"బ్రహ్మస్మత్యాయుషోవేదం ప్రజాపతి మజిగ్రహాత్" అని వాగ్భటుడు

విశదపరచారు.

2. ఆయుర్వేద నిర్వచనం

ఆయుః + వేదః అనే రెండు పదాలతో కూడిన సమాసమిది. ఈ పదాల వాడుకలోని అంతరార్థం ప్రాచీనుల భావాల్ని బట్టి విశాలమై ఉంటుందంటారు, ఆయుర్వేద మహోపాధ్యాయులైన రామానుజస్వామిగారు. 'ఆ–త్యాయుః ఆ–నమతాత్మ్యవంతిః సంయోగం ప్రాప్తవన్తి ఆత్మాదికాని అస్మిని త్యాయుః అను ఉత్పత్తి వలన ఆత్మ, మనస్సు ఇంద్రియములు ,శరీరము అనునది తుదివరకు చేరియుండుటయే 'ఆయుః' అనబడును. ఇక వేదపదమునకు మూడు విధములుగా ఉత్పత్తిని జెప్పనగును.

1. "విన్దత్యనేనేతిః వేదః",

2."వేత్త నేనేతి వేదః",

3."విద్యతే త్రేతిః వేదః"

అని దీని వలన ఆయువును పొందగలదనియు, ఇది ఆయువు యొక్క స్వరూపమును, ఆయువు దీనియందు ఆధారపడియుండుననియు మనకు విశదమగును. ఇట్టి వేద పదము చేత బోధింపబడు వాజ్మయము కాబట్టి దీనిని 'వైద్య' మని వాడిరి.

ఆయుర్వేదమంటే రోగ చికిత్సా శాస్త్రం. "ఆయుర్వేదయతీత్యాయుర్వేదః[5] ఆయువును గురించి తెలియజెప్పే శాస్త్రం పేరు ఆయుర్వేదం. అర్థం "ఆయుర్వేదయతి" అనే ఉత్పత్తి వలన లభిస్తుంది. "ఆయుర్వేదనామవృత్తిః" ఆయువంటే చేతనానువృత్తి కలిగినది. అంటే కదలిక కలిగినది. మనుష్యరీర

---

3. గోపాలరావు, ముదిగొండ, వేదములు – ఆయుర్వేదము, 1971.

4.పండిత రామానుజస్వామిగారు." ఆయుర్వేదమూ ఆరోగ్య రక్షణము" వైద్య కళరజతోత్సవ సంచిక,25 సంపుటము. 1964, పుట: 76.

5.రామానుజస్వామిగారు ఆయుర్వేదమూ ఆరోగ్యరక్షణము, వైద్యకళ రజతోత్సవ సంచిక – 25 వ సంపుటము,

లక్షణాలను బట్టి మానవ జీవిత పరిమాణం లెక్కగట్టి ఆయువుకు ఒక నిర్ణయం చేయవచ్చు. ఇది ఆయుర్వేదానికి సంక్షిప్తరూపం.[6] ఆయుర్వేద శాస్త్రం ముఖ్యంగా ఆయురారోగ్యాలను సాధించే విషయాల్ని గూర్చి చెప్తుండడం వలన దీనికి ఆయుర్వేదమనే పేరు సార్థకమైందనంటారు. ప్రముఖ ఆయుర్వేద విద్యానిధి, శతావధాని శ్రీ గొల్లాపిన్ని వాసుదేవశాస్త్రిగారు.[7]

"హితాహితం సుఖం దుఃఖం ఆయుస్తస్యహితాహితామ్"

"మనం చ తచ్చ యత్రక్తం ఆయుర్వేదనః ఉచ్యతే"

హితాహితాలకు, సుఖ దుఃఖాలకు నిలయమైన ఆయువును, ఆఆయువుకు హితాలైన పథ్యాదులను, అహితములైన అపథ్యాలను, అరిష్ట లక్షణాదులతో ఆయుః పరిమాణాన్ని శరీరేంద్రిత సత్త్వాత్మసంయోగం రూపమైన ఆయుస్స్వరూప లక్షణాన్ని ఏ గ్రంథం తెలియజేస్తుందో అది ఆయుర్వేదం.

"ఆయుఃవేద యతీతి – "ఆయుర్వేదం"..

ఋగ్వేదం మొదలైన నాలుగు వేదాలు కేవలం పరలోకానికి సంబంధించిన ధర్మాల్ని బోధిస్తే, ఆయుర్వేదం ఇహలోకానికి చెందిన ఆయురారోగ్యాలను కూడా బోధిస్తుంది. దీనిని బట్టి ఆయుర్వేదం యొక్క గొప్పదనాన్ని అంచనా వేయవచ్చు. "ఆయుర్వేదో మృతానాం" అని చరక సూక్తి. అమృతాలలో శ్రేష్ఠమైనది ఆయుర్వేదమని దీని అర్థం. అందుకే "సర్వజీవులకు జరామృత్యువులను పొరద్రోలు ద్రవ్యములతోను తృప్తముగా జెప్పడానికి ఆలోచింపనవసరములేదు" అంటారు శ్రీ విష్ణుభట్లరామకృష్ణ శాస్త్రిగారు. 'రోగ నివారణ చేసి శరీరాన్ని రక్షించడమే గాక మృత్యుముఖం నుండి కాపాడే ఈ వైద్య శాస్త్రాన్ని అమృతతుల్యంగా భావించడంలో తప్పులేదు.

3. ఆయుర్వేద రకాలు – మూల సూత్రాలు

ఆయుర్వేద శాస్త్రం జీవకోటికంతటికి సంబంధించినది. వృక్షాలకు, పశుపక్ష్యాదులకు చికిత్స చేయగల వైద్యులు అతిప్రాచీన కాలంలోనే ఉండినట్లు శాసనాధారాలున్నాయి.

"శరీరం సత్త్వసంజ్ఞం చే వ్యాధనా మాత్రయో మతః తథా సుఖీనాం యోగస్తు సుఖీనాం కారణం నమః"2

శరీరం, మనస్సు ఈ రెండూ వేరువేరుగాను, రెండూ కలిసి రోగాలకు ఆశ్రయాలవుతున్నాయి. కుష్ఠులాంటి రోగాలకు శరీరం – కామములాంటి రోగాలకు మనస్సు – పిచ్చిలాంటి రోగాలకు మనశ్శరీరాలు రెండూ కారణాలవుతున్నాయి.

1964, పుట:77

2,3,6 చరక సంహిత సూత్రస్థానము : 30 సూత్రము : 21, 6 వ దానికి సూత్ర స్థానము : 1 సూత్రము : 1 సూత్రము :41.

6. శంకరశాస్త్రి వేటూరి, ఆయుర్వేద ఇతిహాసం, 1987, పుట : 57

7. అధ్యక్షోపన్యాసము , ఆయుర్వేద మహామండలి సభలు, హైదారాబాదు, మే, 12, 13, 1984.

"వాయుః విత్తం కవశోరోదోషే సజ్జహః
మానసః పునరుద్ధిషే రజశ్చ తమ ఏవే చ" [8]

వాయువు, పిత్తము, కఫమని, శరీరసంబంధాలైన దోషాలు మూడు . రజస్సు, తమస్సు అని మనస్సంబంధమైన దోషాలు రెండు.   శరీర సంబంధమైన జబ్బులు బలి, మంత్ర, మంగళాది రూపాలైన చికిత్సల చేత, సంశోధన సంశమనాది రూపాలైన ఔషధాల చేత నయమవుతాయి. మానసికాలైన కామము, ఉన్మాదము మొదలైనవి ఆధ్యాత్మిక జ్ఞానం, విజ్ఞానం, ధైర్యం, స్మృతి, సమాధి (ఇంద్రియ వ్యాపారాల నుండి మనస్సును మరలించి ఆత్మయందేకాగ్రతతో చేర్చడం) మొదలైన ఉపాయాల వల్ల శాంతి పొందుతుంది.

వాతం, పిత్తం, కఫం(శ్లేష్మం) అనే మూడు ధాతువులు శరీరాన్ని పుట్టించి పాలించి నశింపజేస్తున్నాయి. వాతం లేకుంటే కదలికతో కూడిన పనులు జరగవు. మలమూత్రాదుల విసర్జన, జరరాగ్ని ప్రజ్వరిల్లడం, ఉచ్ఛ్వాస నిశ్వాసాలు, ఇంద్రియ పాటవం దీనివల్ల కలుగుతుంది. అలాగే పిత్తం లేనిదే ఆహారం జీర్ణం కాదు. ఆకలి దప్పికలుండవు. మేధస్సు పనిచేయదు. 'కఫం' లేకుంటే శరీరానికి స్థైర్యం, బలం ఉండవు. ధాతువుల పేరుతో వ్యవహారంలో ఉన్న వాత,పిత్త,కఫాలే శరీరాన్ని ధరిస్తున్నాయని ఆయుర్వేద మతం. ఈ మూడింటిలో 'వాతం' ప్రధానమైంది. రూక్మత్వం (జిడ్డు) శీతత్వం (చలువ) లఘుత్వం(తేలిక) సూక్ష్మత్వం, చలత్వం (కదిలే స్వభావం) విదదత్వ, ఖరోత్వం అనే గుణాల్ని వాతం కలిగి ఉంటుంది. అలాంటి గుణాలకు విరుద్ధాలైన ఉష్ణాది గుణాలు గల ద్రవ్యాలతో వాతం శాంతిస్తుంది. [9]

వాతం వల్ల సిద్ధించే రోగాలు మొత్తం ఎనబై
విత్తం వజ్ఞ కఫః వంగుః వజ్ఞవో మలాధాతవః

వాయుఖా యేత్రే నీయస్తే తత్రే గదున్ని చేతరే" అనే వాతం ప్రాధాన్యాన్ని తెలియజేస్తుంది.

'పిత్తం' శరీరానికి మూలభూతమైన అగ్నికి కారణమవుతుంది. పిత్త సంబంధమైన రోగాలు నలబై. కొద్దిగా స్నిగ్ధత్వం, ఉష్ణం, తీక్షణత్వం, కొద్దిగా ద్రవం కలిగింది పిత్తం. ఇది శరీరంలో వ్యాపింపజేసే గుణాన్ని, కటురసాన్ని కల్గి ఉంటుంది. ఈ గుణాలకు విప రీతమైన గుణాలు కల్గిన ద్రవాలతో పిత్తం ఉపశమిస్తుంది. [10]

'కఫం' వల్ల కలిగే వ్యాధులు ఇరవై. 'గురుత్వం, శీలం, మృదుత్వం, మధుర రసం, స్థిరత్వం, పిచ్చిలత్వం, కఫం యొక్క గుణాలు. అవి వాటికి విరుద్ధాలైన లక్ష్యాది గుణాలు గల ద్రవ్యాలతో శాంతిస్తుంది. [11]

---

[8]8. చరక సంహిత సూత్రస్థానము : 1, సూత్రము : 57 మరియు 59

[9]9. చరక సంహిత సూత్రస్థానము : 1, సూత్రము : 57 మరియు 59

[10]10. చరక సంహిత సూత్రస్థానము : 1, సూత్రము : 60,61.

[11]11. చరక సంహిత సూత్రస్థానము : 1, సూత్రము : 60,61.

మొత్తం మీద వాత, పిత్త, కఫాల సామ్యమే ఆరోగ్యమని చెప్పవచ్చు. వాటి వైషమ్యమే అనారోగ్యం. ఈ మూడింటిని సమాన స్థితికి తీసుకొని వచ్చే ప్రయత్నమే చికిత్స. శాస్త్రీయ సిద్ధాంతాల ద్వారా ఈ పద్ధతిని వివరంగా తెలియజెప్పడమే ఆయుర్వేద చికిత్సా శాస్త్ర ప్రధాన లక్ష్యం.

4. ఆయుర్వేదం – ఆవిర్భావం :

పూర్వకాలంలో దేవతలు – రాక్షసులు క్షీరసముద్రాన్ని చిలుకగా ఆది దేవుడైన శ్రీ హరి దక్షిణ హస్తంలో ఓషధులు, వామన హస్తంలో అమృత కలశము, ఊర్ధ్వ హస్తంలో శంఖుచక్రాలను ధరించి ధన్వంతరి రూపంలో అవతరించి దేవతలకు అమృతాన్ని ప్రసాదించాడని శృతిస్మృతులు చెప్పన్నాయి. మహావిష్ణువైన ధన్వంతరి బ్రహ్మ మొదలైన దేవతలకు కొన్ని సిద్ధాంతాలను, శివుడు మొదలైన దేవతలకు కొన్ని సిద్ధాంతాలను ఉపదేశించాడు.[12] ' అవే ఆయుర్వేద సిద్ధాంతాలుగా ప్రసిద్ధి చెందాయి. ఆయుర్వేదాన్ని బ్రహ్మ సంప్రదాయము, శైవ సంప్రదాయమని రెండు విధాలుగా విభజించడంలోని పరమార్థం పైన చెప్పినవే.

"బ్రహ్మస్మృత్యా ఆయుషోవేదం" అనడం వల్ల సృష్టికి ముందే ఆయుర్వేద విజ్ఞానం ఉన్నదని తెలుస్తున్నది. దీనిని బట్టి ఆయుర్వేదం చాలా ప్రాచీనమైనదని చెప్పవచ్చు. బ్రహ్మ లోకహితార్థం ధన్వంతరి ద్వారా తెలుసుకున్న ఆయుర్వేదాన్ని స్మృతికి తెచ్చుకుని దక్ష ప్రజాపతికి బోధించాడు. అతడు అశ్విని దేవతలకు ఉపదేశించాడు. వారు ఇంద్రునికి నేర్పారు. అతడొక అంధునికి చికిత్స చేసి దృష్టిని ప్రసాదించాడు.

అంగీరసుడు, జమదగ్ని, వినిష్కుడు, కశ్యపుడు మొదలైన దేవర్షి, రాజర్షి, బ్రహ్మర్షులు మానవులకు విఘ్నుభూతులైన రోగాల బాధను తొలగించే ఉపాయాన్ని తెలుసుకానగోరి భరద్వాజ మునిని ఇంద్రుని దగ్గరకు పంపారు. అతడు బ్రహ్మ ద్వారా తెలుసుకున్న ఆయుర్వేదాన్ని భరద్వాజునకుపదేశించాడు. భరద్వాజుని ద్వారా ఆత్రేయాది మహర్షులు గ్రహించారు. వారిలో ఆత్రేయుడు లోకహితార్థం దీర్ఘ జీవితాన్ని ప్రసాదించే ఆయుర్వేదాన్ని, తన ఆరుగురు శిష్యులకు[13] ' ఉపదేశించాడు. ఆ ఆరుగురే వారి వారి పేర్లతో ఆయుర్వేద తంత్రాలను రచించి దాని వ్యాప్తికి కారకులైనారు. వారిలో అగ్నివేశుడు తన ప్రతిభచే ఆయుర్వేద తంత్రాన్ని సంపూర్ణంగా గ్రహించి మొదట ఏర్పరచినాడు. అది పతంజలి మహర్షి చేత సంస్కరించబడినది[14]. పతంజలికే చరకులని నామాంతరముండినట్లు పండితులఊహ.

---

¹². అంజనేయాచార్యులు, డి. ఎస్. ఆర్ ఆయుర్వేదము –అమరామృతము. వైద్యకళ, రజతోత్సవ   సంచిక, 25 వ సంపుటము, 1964, పుట: 32.

¹³. అగ్నివేశుడు, భేళుడు, జతూకర్ణుడు, పరాశరుడు, హారీతుడు, క్షారపాణి.

¹⁴. చరకసంహిత సూత్రస్థానము : 1. సూత్రము 1–40

"యోగేన చిత్తస్య పదేన వాచాం మలం శరీరస్య చవైద్యకేన
యో పాకరోత్తం ప్రవరం మునీనాం సతజ్ఞలిం ప్రజ్ఞలిరాగ తోస్మి"

అనే శ్లోకం పతంజలి ఆయుర్వేద వేత్తలలో అగ్రగణ్యుడు అని చెప్పున్నది. అలాంటి చరకునితో సంస్కరించబడ్డ ఆ తంత్రం చరకసంహిత పేరుతో ప్రసిద్ధిగాంచినది. విదేశీయులు కూడా చరక చికిత్స ననుసరించి సర్వదేశాల్లోను చికిత్స చేయునపుడు ఇతర తంత్రాలను ఆపేక్షించకనే స్వార్థసంరక్షణాన్ని సులభంగా పేర్కొన్నారు.[15] ఇది భరద్వాజ పరంపరకాయ చికిత్స ప్రధానమైంది.

కొంతకాలం దేవతల జరామరణ రోగాలను నశింపజేసిన ధన్వంతరి, మానవుల ఆరోగ్య రక్షణ కోసం భూలోకంలో అవతరించెనట[16]. వీరినే దివోదాస ధన్వంతరి అంటారు. ఇతడు తన ఏడుగురు శిష్యులకు సుశ్రుతాది ఆయుర్వేదాన్ని ఉపదేశించాడు. వారు కూడా వారి వారి పేర్లతో ఆయుర్వేద తంత్రాలను వ్రాసి ఆయుర్వేద ప్రచారానికి కారకులయ్యారు. ధన్వంతరీ పరంపరతో వ్యాప్తి పొందిన ఆయుర్వేదం శల్య చికిత్సా ప్రధానమైంది. ఇలా బ్రహ్మ సంప్రదాయం రెండుగా విభక్తమై రెండు పరంపరలుగా విస్తరించింది. వేటూరి శంకర శాస్త్రిగారు దానిని క్రింది రేఖా చిత్రం ద్వారా సూచించారు[17].

1. కాయ చికిత్సా పరంపర

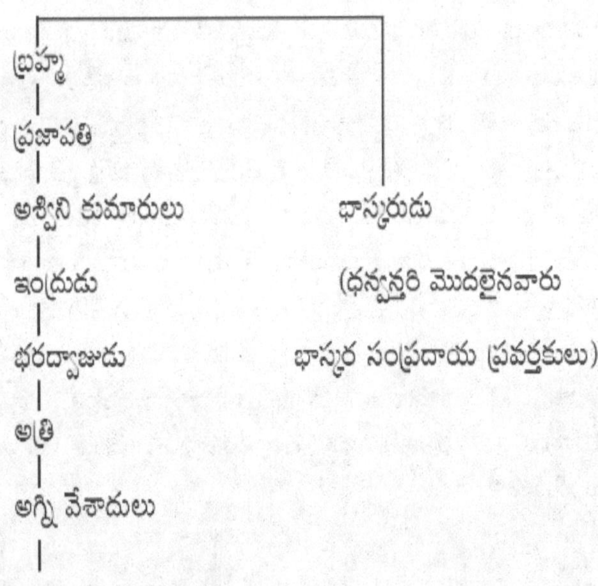

---

15. ఉపోద్ఘాతం, ఆత్రేయపు సర్వీసు, చరక సంహిత, వావిళ్ళ ప్రతి,1935.

16. అంజనేయాచార్యులు, డి.ఎస్.ఆర్ ఆయుర్వేదము – అమరామృతము వైద్యకళ, రజతోత్సవ సంచిక, 25వ సంపుటము, 1964, పుట :31.

17. ఆయుర్వేద ఇతిహాసం, 1987, పుట :9.

అగ్ని వేశాదులారుగురు కాయ చికిత్సా ప్రధానమైన ఆత్రేయ సంప్రదాయానికి చెందినవారు. వారు కాయ చికిత్సను స్వతంత్ర రచనల ద్వారా వ్యాప్తిలోకి తెచ్చారు.

1. శల్య చికిత్సా పరంపర

ఔషధేనేవాదులు ఏడుగురు శల్య చికిత్సా ప్రధానమైన ధన్వంతరి సంప్రదాయానికి చెందినవారు. వారు శల్య (శాస్త్ర) చికిత్సను స్వతంత్ర రచనల ద్వారా వ్యాప్తిలోకి తెచ్చారు.

భాస్కర సంప్రదాయ పరంపర నామమాత్రా వశిష్టం. దీనిని బట్టి ఆయుర్వేదం గురు పరంపరగా వ్యాపించిందనవచ్చు. ఆయుర్వేద తంత్రాలన్ని సూత్రరూపంలో ఉ న్నాయి.

1.వృద్ధత్రయం

ఆయుర్వేదాన్ని లిఖిత రూపంలో లోకానికందించినవారు 1. అగ్నివేశుడు, 2. సుశ్రుతుడు, 3.వాగ్భటుడు. వీరిని ఆయుర్వేద 'వృద్ధ త్రయం' అంటారు.

1. అగ్నివేశుడు(క్రీ. పూ. 1000) – చరక సంహితేః

అగ్నివేశుడు గురువైన ఆత్రేయుని ఉపదేశాల్ని సమకూర్చి ఆయుర్వేద తంత్రాన్ని రూపొందించాడు. దీనికి అగ్నివేశ తంత్రమని పేరు. చరకుడు అగ్నివేశ తంత్రాన్ని (క్రీ. పూ. 2శ)[18] ప్రతి సంస్కరించాడు. దీనికి 'చరకసంహిత' అని పేరు.

వైద్య ప్రపంచంలో ప్రసిద్ధిపొందిన చరకసంహితలోని 120 అధ్యాయాల్లో 41 అధ్యాయాలు లుప్తమైపోగా వాటిని క్రీ. పూ 4వ శతాబ్దంలో దృఢబలుడు పూరించినట్లు తెలుస్తున్నది. "Chakra samhita which was originally composed by Agnivesa Samhita was subsequently redacted by chakra, Even this redacted version is not available in its, entirely now. Out of 120 chapters about 41 chapters

---

[18] . వైదిక ఋషి వైశంపాయనుడే చరకుడనీ, పతంజలియే చరకుడనీ కనిష్కుని రాజవైద్యుడని భిన్నాభిప్రాయాలున్నాయి. (ఆయుర్వేద ఇతిహాసం, పుట:27)

were missing and were subsequently added by a fourth century scholar name.dhrudabala[19]

ఆయుర్వేద శాస్త్రానికి అంతులేదని చరకుడే పేర్కొన్నాడు. ఆదర్శం పెరిగే కొద్ది కామాది అరిషడ్వర్గాలు ఎక్కువై వాతావరణం కలుషితమై వ్యాధులు ప్రబలుతాయని, ఈర్ష్యాసూయలు ఎక్కువై విరోధాలేర్పడి శస్త్రభవ వ్యాధులు సంభవిస్తాయని చరకుడు వివరించాడు. రోగాలు, రోగ కారణాలు, లక్షణాలు, వాటికి తగ్గే చికిత్సలు రోగ నివారణకు కావల్సిన ఔషధమయం, ద్రవ్యాల గుణాలను గుర్తించి వాటిని ఉపయోగించుకొనడమే వైద్యుడు తెలివి తేటలకు నిదర్శనమని అతని అభిప్రాయం.

చరకానువాదాలు

చరక సంహిత వెయ్యేండ్ల క్రితమే టిబెటియన్, అరబ్బీ, పారశీక భాషల్లోకి అనువదించబడింది. ఆంగ్ల, జర్మన్, చైనా భాషల్లోను దీనికి అనువాదాలున్నాయి. లిపి, గ్రంథ రచన, ప్రచురణ, మొదలైన అవకాశాలున్న దేశ భాషలన్నిట్లోకి అనువదించబడింది. ఇతని చికిత్సా నైపుణ్యాన్ని గుర్తించి అమెరికాలో 'చరకా మెడికల్ క్లబ్' పేరుతో నెలకొల్పబడిందంటే ఆ గ్రంథం యొక్క గొప్పదనాన్ని మనం అంచనా వేయవచ్చు. మరొక అమెరికా వైద్యుడు జార్జిక్లర్క్ ఇలా అన్నాడని వేటూరి శంకర శాస్త్రిగారు తెలిపారు[20].

"As I go over each fasciculus I arrive at only one conclusion and that this-

If the physician of the present day world top from the pharmacopeia all the modern drugs and treat their patient according to the method of Chakra there would be least work for the under takers and fever chronic invalid to the world.

చరక వ్యాఖ్యలు అనువాదాలే గాక, చరకసంహితకు వ్యాఖ్యాన గ్రంథాలు కూడా ఉన్నాయి. సంస్కృతంలో దాదాపు 17 వ్యాఖ్యానాలుగా ఉన్న వాటిలో ఆరు మాత్రం లభ్యమవుతున్నాయి. వాటికి చక్రపాణి దత్తుని(1060) 'ఆయుర్వేద దీపిక' సంపూర్ణం. మిగిలినవి అసంపూర్ణాలు. తెలుగులో నుదురుపాటి విశ్వనాథశాస్త్రిగారి 'చరక సంహిత – అగ్నివేశ మహర్షి కృతము', ప్రణీతాంధ్ర వ్యాఖ్యానమలంకృతము' చెప్పుకోదగింది.

---

19 . Bhagwan Das, Lalitesh Kashyap, Introduction Metria Medica of Ayurveda, 1979, P.No XXXII

20. ఆయుర్వేద ఇతిహాసం, 1987, పుట:29.

1. టీకా తాత్పర్యాలు:

చరక సంహితకు తెలుగు టీకా తాత్పర్యాలు వెలువడినాయి.

1. యస్.యస్. శాస్త్రి (రాజ వైద్య) సూత్ర చికిత్సా స్థానాలు (1920-50).

2. నుదురుపాటి విశ్వనాథ శాస్త్రి 'చికిత్సా స్థానాలు' (1937)

3. రాణి వేంకట చలపతి ప్రసాద శాస్త్రి 'చికిత్సాస్థానం' (1950).

4. శ్రీపాద కృష్ణమూర్తి శాస్త్రి 'చికిత్సాస్థానం'.

5. ఉపాధ్యాయుల సూర్యే చింతామణి శాస్త్రి 'ఇంద్రియ స్థానం' మొదలైనవి.

2. సుశ్రుతుడు[21] – సుశ్రుత సంహిత

ధన్వంతరిగా అవతరించిన కాశీరాజు దివోదాసు ముఖ్య శిష్యులలో సుశ్రుతుడు చివరివాడు. ఇతడు ధన్వంతరి దగ్గర అభ్యసించిన వైద్యాన్ని సహాధ్యాయులకు విభజించడమే గాక 'సుశ్రుత సంహిత' పేరుతో గొప్ప వైద్య గ్రంథాన్ని రాశాడు. ధన్వంతరి సంప్రదాయానికి చెందిన ఈ గ్రంథంలో శస్త్ర చికిత్సకు ప్రాధాన్యం ఇవ్వబడింది.

ఇందులో సూత్ర, నిదాన, శరీర, చికిత్స, కల్ప అనే ఐదు విభాగాలు 120 అధ్యాయా ల్లో ఉన్నాయి. నాగార్జునుడు 66 అధ్యాయల్లో ఉత్తర తంత్రాన్ని రాశాడు. సుశ్రుత సంహిత నాగార్జునుని[22] ఉత్తర తంత్రంలో కలిసి సంపూర్ణ వైద్యగ్రంథమైంది. చరక సంహితలాగే దీనికి కూడా సంస్కృతంలో వ్యాఖ్యాన గ్రంథాలు, తెలుగులో టీకా తాత్పర్యాలు లభ్యమవుతున్నాయి.

శస్త్ర చికిత్సా ప్రధానమైన ఈ గ్రంథం సాటిలేనిది. ఇందులో శవచ్ఛేదన (పోస్ట్ మార్టమ్) పద్ధతులు కూడా వివరించబడ్డాయి. యుద్ధాల్లో పాల్గొనే సైనికుల ఆరోగ్యరక్షణకు కావలసిన చికిత్స విషయమైన ఆహార పానీయాల రూపగుణాలు, విష కలుషితమైన భూతృణ కాషాయాల లక్షణాలు, వాటివల్ల కలిగే వ్యాధులు, చికిత్సలు, రక్షణలు మొదలైన విషయాలు సుశ్రు త సంహితలో వివరించబడ్డాయి.

---

[21].ఇతని పేరు అధర్వణ వేదంలో కూడ కనిపిస్తుంది. రామాయణ కాలం నాటి విశ్వామిత్రుని కుమారునిగా ఉదాహరణలున్నాయి. మహాభారతంలో కూడా సుశ్రుతుని ప్రశంస ఉంది. – ఈ పురాణ పురుషుడైన ధన్వంతరి శిష్యుడైన సుశ్రు తుడు కాదని కొందరి అభిప్రాయం.

వీరిలో ఎవరు 'సుశ్రుత సంహిత' ను వ్రాశారో నిరూపించడానికి ఆధారాలు లేవు. వైద్య పరంపరలో ధన్వంతరి పేరుండడాన్ని బట్టి అతని శిష్యుడైన సుశ్రుతుడే ఆ గ్రంథాన్ని వ్రాసి ఉండవచ్చు.

[22]. నాగార్జునుడు కనిష్కుని రాజ్యకాలం నాటి వాడని ప్రసిద్ధి.

శస్త్ర చికిత్సకు చెందిన యంత్రాలు, పరికరాలు శ్రేష్ఠమైన ఉక్కుతో వాడిగా ఉండాలి. శస్త్రం వెంట్రుకలను నిలువునా చీల్చడానికి వీలుగా మొనదేలి ఉండాలి. శస్త్ర చికిత్స కాలంలో తీసుకోవలసిన జాగ్రత్తలు, సేకరించి భద్ర పరచాల్సిన ఉపకరణాలు, పుండు మానిన తర్వాత వ్రణ ప్రదేశ చర్మాన్ని యథాస్థితికి తేవలసిన తీరు, శస్త్ర వైద్యునికి ఉండవలసిన హస్తకౌశలం మొదలైన ఎన్నో అంశాలు వివరించబడ్డాయి. సుశ్రుత సంహితను పరిశీలిస్తే నేడు ఆరితేరిన శస్త్ర వైద్యులకు కూడా ఆశ్చర్యం కలుగుతుంది అన్న వేటూరి శంకరశాస్త్రిగారి మాటలు అతిశయోక్తులు కావు. (23)

సుశ్రుతుడు శస్త్ర చికిత్సలో వాడే యంత్రాలు 10 ఉన్నాయన్నాడు.(24) శస్త్రకర్మ (ఆపరేషన్) చేయడానికి ముందు శస్త్ర పరికరాలను విధిగా పాయనం (స్టెరిలైజేషన్) చేయించాలన్నాడు.(25) శస్త్ర చికిత్సా కాలంలో క్షీరం, జలూక, తేనె, నెయ్యి, మొదలైన వాటిని సిద్ధంగా ఉంచుకోవాలంటాడు. శస్త్రాలను భద్ర పరచడానికి వివిధ పరిమాణాలలో కోశాలు నిర్మించుకోవాలట.

ప్రసూతి తంత్రంలో కూడా చరకుడు నిపుణుడు. గర్భంలో శిశువు చనిపోయినప్పుడు ఆ స్త్రీ లక్షణాలెలా ఉంటాయో వివరించడమే గాక శిశువును బయటకు తీసి తల్లిని రక్షించే విధానం గురించి కూడా చెప్పాడు. గర్భిణి ప్రసవించలేనపుడు ఆపరేషన్ చేసి గర్భస్థ శిశువును బయటకు తీసి కాపాడవలసిన విధానాన్ని, చీల్చిన తల్లి ఉదరాన్ని తిరిగి కుట్టవలసిన పద్ధతిని వివరించాడు.

ప్రేవుల్లో ఉన్న శల్యాన్ని బయటికి తీసే పద్ధతి, పుర్రెలో రంధ్రం చేసి మెదడు నుంచి శల్యం తీసివేయడం, తెగిన ముక్కును మళ్లీ అతికించడం, శరీరంలో ఒకచోట చర్మాన్ని కత్తిరించి అవసరమైన వేరొక చోట అతికించడం (ప్లాస్టిక్ సర్జరీ), చికిత్స సమయంలో రోగికి మత్తుమందు ఇవ్వడంలోని ఆవశ్యకత, శస్త్ర వైద్యునికి ఉండవలసిన శుచి, శుభ్రత, నేర్పరితనం, ధైర్యస్థైర్యాలు, శ్రద్ధ, ఆసక్తి, దయ లక్షణాలు – ఇలా ఎన్నో విషయాలను సుశ్రుతుడు తెలిపాడు.

శస్త్ర చికిత్సలో ఆరితేరిన వారమని, విర్రవీగుతున్న ఆధునిక వైద్యులు సుశ్రుత సంహిత నుంచి నేర్చుకోనవలసిన అంశాలెన్నో ఉన్నాయి. 'పూర్వ కాలంలో సుశ్రుతుడు గొప్ప సర్జన్. అతని శిష్యపరంపర సర్జన్లు. నేటి సర్జరీకి మాతృక సుశ్రుతయే అన్నో ఎవరికిని తలవంపుగానవసరములేదు. అది చరిత్ర. చరకుడు, వాగ్భటుడు, నాగార్జునుడు మున్నగువారు

---

23. ఆయుర్వేద ఇతిహాసం,1987,పుట :32

24. సుశ్రుత సంహిత, సూత్ర అ.7, సూత్రం 3–5.

25. సుశ్రుత సంహిత, సూత్ర1. 8, సూత్రం 12

ప్రధానముగా ఫిజీషియన్లు.(26) శస్త్ర చికిత్స సుశ్రుతుని కాలంలో ఎంత ఉన్నత దశలో ఉండేదో అందులో వివరించిన అంశాలను బట్టి అంచనా వేయవచ్చు. ఆయుర్వేదంలో ఉన్న శస్త్ర చికిత్సా విధానం మరుగున పడిపోవడం దురదృష్టం.

సుశ్రుతుడు శస్త్ర చికిత్సకు ప్రాధాన్యమిచ్చినా కాయచికిత్సా విధానాన్ని కూడా తెలిపాడు.(27) "శారీర సుశ్రుత శ్రేష్ఠ" అని పేరు తెచ్చుకున్న ఆ గ్రంథ రాజాన్ని వ్రాసిన సుశ్రుతుడు చిరస్మరణీయుడు.

సుశ్రుతానికి ప్రసిద్ధి సంస్కృత వ్యాఖ్యలు నాలుగున్నాయి.

1. చక్రపాణిదత్తుని 'భానుమత్యాఖ్య – సూత్రస్థానం (క్రీ.శ.1100)

2. గురుదాసుని 'భానుమత్యాఖ్య – సూత్రస్థానం (క్రీ.శ.1060)

3. బిల్వణాచార్యుని 'నిబంధ సంగ్రహారి – సంపూర్ణ గ్రంథ వ్యాఖ్య' (క్రీ.శ. 12శ)

4. హారణాచంద్ర చక్రవర్తి – క్రీ.శ. 19శ

సుశ్రుతానువాదాలు:

చైనా, అరబ్బీ, లాటిన్, ఇంగ్లీషు, జపాను భాషల్లోకి ఈ సంహిత అనువదింపబడింది.

తెలుగు టీకా తాత్పర్యాలు:

1. చావలి రామ మూర్తిశాస్త్రి – సూత్రస్థానం, 2,తి.వ, రామానుజస్వామి చావళ్ళ వారి ప్రకటన చెప్పుకోదగినవి.

3.వాగ్భటుడు – అష్టాంగ హృదయ సంహితః

ఆయుర్వేద వృద్ధ త్రయంలో ఇతడు ఆఖరి వాడు, ఇతడు అష్టాంగ హృదయ సంహితాకర. వృద్ధ వాగ్భటుడుని, వాగ్భటుడనీ ఇద్దరున్నారు. వృద్ధ వాగ్భటుడు'అష్టాంగ సంగ్రహం' అనే గ్రంథాన్ని రాశాడు. తరువాత అతని మనుమడైన వాగ్భటుడు అష్టాంగ సంగ్రహాన్ని అనుసరిస్తూ 'అష్టాంగ హృదయాన్ని' రాశాడు. వాగ్భటుడు చరక, సుశ్రుతులను కూడా తన గ్రంథంలో పేర్కొన్నాడు.

---

26. డా॥ సూర్యనారాయణ రావు, వె. ఆధునిక చికిత్స (మొదటి భాగం) ప్రథమ ముద్రణ. 1957) ద్వితీయ ముద్రణ, 1963, పుట: 47.

27. సుశ్రుత సంహిత, 39, 65,66 వ అధ్యాయాలు.

అష్టాంగ హృదయము

చరక, సుశ్రుత సంహితల్లాంటి వైద్య గ్రంథంచే సూత్ర, శారీర, నిదాన, చికిత్స, కల్ప, ఉత్తర అనే ఆరు స్థానాలతో 120 అధ్యాయాలున్నాయి. చరక సుశ్రుతాల సంగ్రహ స్వరూపమే అష్టాంగ హృదయం. ఇది సకలాయుర్వేద శాస్త్ర సముదాయాన్ని మథించగా తేలిన అమృత కలశం వంటిదని, ఆయుర్వేద వైద్య విధుల ప్రశంసలను అందుకొన్న ఆయుర్వేద గ్రంథం అని అంటారు వేటూరి శంకరశాస్త్రిగారు.(28)

వాగ్భటుడు కవి, వ్యాకరణ కర్త, పండితుడు. అతి విస్తృతంగా చెప్పబడ్డ ఆయుర్వేద వైద్య శాస్త్ర విషయాలను సంగ్రహించి, క్రమబద్ధం చేసి ఛందోరీతుల్లో పొందుపరచాడు. గ్రంథస్థ విషయాలు చక్కని శైలిలో సుబోధనంగా, ధారణాయోగ్యంగా ఉండడం వల్ల అది పాఠ్య గ్రంథంగా కూడా ఉపయోగపడుతున్నది.

వాగ్భటం, బాహటం అని కూడా ఈ గ్రంథానికి మారు పేర్లున్నాయి. సత్యాన్ని బహిరంగంగా చాటి చెప్పడం వల్ల దీనికి 'బాహటం' అని పేరు వచ్చి ఉండవచ్చు.(29)

ఆయుర్వేదంలో అష్టాంగ వివరణతో బాటు శస్త్ర చికిత్సకు సంబంధించి కొత్త విషయాలు ఇందులో ఉన్నాయి. కేరళ దేశంలో ఈ గ్రంథానికి ప్రచారమెక్కువ.

అష్టాంగ హృదయ వ్యాఖ్యలు:

సంస్కృతంలో ఈ గ్రంథానికి 34 కు పైగా వ్యాఖ్యాన గ్రంథాలున్నాయి. వాటిలో కొన్ని మాత్రం లభ్యమవుతున్నాయి. 1. అరుణ దత్తుడు సర్వాంగసుందరటీక (క్రీ.శ. 1220)

2. హేమద్రి వ్రాసిన ఆయుర్వేద రసాయనం (క్రీ.శ. 1305), 3. చంద్రనందకని 'పదార్థ చంద్రిక – సూత్రస్థానం' 4. ఇందు – శశిలేఖీ ఇందుమతి.

తెలుగు తాత్పర్యాలు

పువ్వాడ, ములుగ విశ్వేశ్వర శాస్త్రిగార్లు అష్టాంగ హృదయానికి తెలుగులో తాత్పర్యాల్ని వ్రాసారు. చరక, సుశ్రుత, వాగ్భట సంహితలు మూడు ఆయుర్వేదంలో పరమ ప్రామాణికమైన గ్రంథాలు.

---

28. ఆయుర్వేద ఇతిహాసం, 1987, పుట:35.

29. ఉత్తరాదివాళ్లు 'బాహబ్' 'బాబబ్' అని పిలుస్తుంటారు. ప్రాకృత పదమైన 'బాహటమే' సంస్కృతంలో వాగ్భటమైందని కొందరు వాగ్భట శబ్దం ప్రాకృతంలో 'బాహటం'గా మారుతుంది. జన సామాన్యంలో ఆ పేరే ప్రచారానికి వచ్చి ఉండవచ్చు.

2. లఘుత్రయం:

1. మాధవ నిదానం, 2 శార్జసంహిత, 3. భావ ప్రకాశల్ని లఘుత్రయం అంటారు.[30]

వృద్ధత్రయం క్లిష్టమైంది, గంభీరమైంది. సామాన్యులకు అంత త్వరగా పట్టుబడేది కాదు. ఇతర దేశస్తులు భారతదేశానికి రావడం వల్ల వాళ్ల ఆచార వ్యవహరాలతో బాటు కొన్ని వ్యాధులు, చికిత్సలు కూడా మనకు సంక్రమించాయి. రానురాను ప్రజల ఆచార వ్యవహరాల్లోను, మనస్తత్వంలోను మార్పులు వచ్చాయి. భారతీయ వైద్యవిధానాల్ని వీటికి అనుగుణంగా మార్చాల్సిన అవసరం ఏర్పడింది.

వృద్ధత్రయం వాళ్లు వ్రాసిన చరక, సుశ్రుత, వాగ్భటు సంహితల్ని బృహత్రయం అంటారు. అందులో విస్తృతంగా ఉన్న ఆయుర్వేదానికి సంగ్రహ రూపం లఘుత్రయం.

1. మాధవ కరుడు – మాధవ నిదానం (క్రీ.శ.7శ.)

'కర్' అనే ఉపపదధారులు మహారాష్ట్రులు. (హిర్గేకర్, ఘానేకర్) వీరు ఉన్నత వైద్య కుటుంబాల వారు. మాధవకరుడు ఆ మహారాష్ట్ర కుటుంబానికి చెందినవాడు.

1. మాధవ నిదానం :

మాధవ కరుడు తనకు పూర్వమున ఆయుర్వేద సంహితాన్ని పండితుల వచనాల్లో ఉన్న ముఖ్యాంశాలను క్లుప్తపరిచి, నూతన విషయాలను పొందు పరిచి ఈ గ్రంథాన్ని రాశాడు.

ఇందులో చరకుడు వాతవ్యాధి చికిత్సలో చెప్పిన వికారాలు, వాటి లక్షణాల్ని వదిలిపెట్టి మిగిలిన వాటిని సంకలనంచేశాడు. సంహితలలో కలగాపులగంగా ఉన్న కొన్ని వ్యాధులు ఇతని కాలంలో నామరూపాల్ని దిద్దుకున్నాయి. ఆ తర్వాత ఎన్నో విధాన గ్రంథాలొచ్చినా 'నిదాన మాధవ: శ్రేష్ఠ:' అని వృద్ధవైద్యుల నానుడి. ఆయుర్వేద వైద్య విద్యార్థులకిది ప్రముఖమైన పాఠ్యగ్రంథం.

ఇందులో 87 వ్యాధుల పేర్లు చెప్పుబడ్డాయి. ప్రతి రోగాధికారం చివర నిదాన పదం చెప్పాడు.

అనువాదాలు :

అరబ్బీ, ఇటలీ, ఆంగ్ల భాషల్లోకి అనువదించబడ్డాయి.

---

[30]. కొందరు మధవ నిదానం, 2 శార్జధర సంహిత, 3. ధన్వంతర నిఘంటువు – వీటిని లఘుత్రయం అంటారు.

వ్యాఖ్యానాలు

సంస్కృతంలో విజయ రక్షితుని మధుకోశ (క్రీ.శ. 1240) 2. శ్రీ కంతదత్తుని మధుకోశ (క్రీ. శ 1260), 3. వాచస్పతి – ఆతంకదర్పణం (క్రీ.శ.1340) ప్రముఖమైనవి.

తెలుగు తాత్పర్యం

ఆయుర్వేద మార్తాండ, భిషజ్ఞణి పండితుడి. గోపాలచార్లు 'నిదాన దీపిక' (క్రీ.శ. 1911)చెప్పుకోదగినవి. ఈ గ్రంథానికి హిందీ మొదలైన దేశీయ భాషల్లో టీకా తాత్పర్యాలున్నాయి.

2. శార్ఙ్గధరుడు – శార్ఙ్గధర సంహితః

ఇతడు క్రీ.శ. 12–13 మధ్యకాలం వాడని కొందరు[31] ,14 వ శతాబ్దంలో జన్మించాడని కొందరు[32] అభిప్రాయ పడుతున్నారు. ఇతని గురించి తెలుసుకోవడానికి తగినన్నిఆధారాలు లేవు. 'శార్ఙ్గధరుని విశిష్టత' అనే వ్యాసంలో గొట్టుముక్కల సుబ్రహ్మణ్య శాస్త్రిగారు ఇలా తెలియజేశారు.[33]

శార్ఙ్గధర సంహిత మూడు ఖండాలుగా విభజింప బడినది.పూర్వఖండంలో 7 అధ్యాయాలు, మధ్యమ ఖండంలో 12 అధ్యాయాలు, ఉత్తర ఖండంలో 13 అధ్యాయాలు ఉన్నాయి.

శార్ఙ్గధరుడు బ్రహ్మ సంప్రదాయానికి శైవ సంప్రదాయానికి సేతువులాంటివాడు. శార్ఙ్గధర సంహితలో రెండు సంప్రదాయాల యొక్క సమ్మేళనం కనిపిస్తుంది. చ్యవనప్రాశ లాంటి బ్రహ్మ సంప్రదాయ ఔషధాల్లాగే రసౌషధ నిర్మాణం కూడా ఇందు విపులంగా వ్రాయబడింది.

---

31. శంకరశాస్త్రి, వేటూరి ఆయుర్వేద ఇతిహాసం, 1987, పుట:41

32. భూమిక, శార్ఙ్గధర సంహిత – ఆంధ్రా తాత్పర్యసహితము, 1945.

33. నిర్ణయ సాగర ముద్రణాలయంలో ముద్రించబడ్డ శార్ఙ్గధరసంహిత పీఠికలో శార్ఙ్గధర పద్ధతి అన్నగ్రంథం వల్ల హమ్మీభూపతి కాలంలో కురుక్షేత్రానికి కొద్ది దూరంలో గల ఒక గ్రామంలో జన్మించాడని పరశురామ శాస్త్రిగారి అభిప్రాయం. ప్రత్యక్ష శారీర పీఠికలో గణనాధసేన్ ఆంధ్ర దేశములో బుక్కరాయలు రాజ్యం చేస్తున్నప్పుడు శార్ఙ్గధరుడు శార్ఙ్గధరసంహితను రచించాడని వ్రాసియున్నారు. శార్ఙ్గధరసంహిత ఆంధ్రదేశంలోనే వ్రాయబడిందని గ్రహించాలి. (వైద్యకళ, 1964, పుట:78)

"ప్రసిద్ధయోగా మునిభిః ప్రముక్తా
శ్చికత్సకైర్యే బహుశనుభూతాః
విధేయతే శార్గ్గధరణ తేషాం
సుసంగ్రహః సజ్జనరంజనాయ"[34]

ప్రసిద్ధులైన చరక,సుశ్రుతాది ఋషులచే చెప్పబడి పండితుల అనుభవంలో ఉన్న ప్రసిద్ధ యోగాలు ఇందులో పొందుపరచినట్లు శార్గ్గధరుడు చెప్పుకొన్న విషయం అతిశయోక్తి కాదు. వైద్య పారిభాషిక పదాలకు వివరణలు కూడా ఇవ్వబడ్డాయి.

కేవలం ఇతర శాస్త్రాల నుండి గ్రహించిన ఔషధ యోగాల్నే గాక అనుభూతి యోగాల్ని కూడా విశేషంగా తెలిపాడు. ఇతనికి పూర్వ వైద్య శాస్త్రాలలో కనిపించని నాడీ పరీక్ష వర్ణన ఇతని గ్రంథంలోనే కనిపిస్తుంది. [35]

"శార్గ్గధరుని ఆధిక్యము అతని సంహితమే చెప్పుచున్నది. (సంక్షేపముగ నిందుజెప్పిన సాంఖ్య శాస్త్రమును ఉబోధకముగా నుండి యొక విషయమును గూడ విడువక తెలిపిన" దానివలన నేను సంగ్రహమును గుర్చి ప్రత్యేకముగా నీ గ్రంథము నందు దెలుపుట నేటి విద్యార్థుల కెంతోగానో ఉపయోగించుచున్నది). పరిభాషా విషయమునే నీ గ్రంథమనేకములగు విషయములు తెలిపినది. యోగముల విషయమై సంహితాకారుని ప్రతిజ్ఞ సార్థకత నొందినది. విశేషగుణ విశిష్టమగు నీ గ్రంథమున శోధన చికిత్స విధానమంతయు సంపూర్ణముగా ,నిర్దిష్టముగా తెలుపబడినది. చికిత్సా విధానమే మకుటమగు నీ పంచ కర్మలు వాటి కంగములగు సేదాదులు సంపూర్ణశాస్త్రమై విరాజిల్లినది.

రసశాస్త్ర విషయమున ధాతూపధాతువులు శోధన మారణాదులు సంపూర్ణముగా తెలుపుట గూడ నీ గ్రంథము నందు ప్రత్యేక విషయముగా తెలియవలెను. అందువలన గూడ విశేషమగు సమభావము గోచరించును. [36]

"శార్గ్గమిత్రుడు ఆయుర్వేదంలో అనగా ఆయుర్వేద శాస్త్రంలో నిష్ణాతుడు. వైద్యగ్రంథ సముచ్చయాన్ని ఆమూలాగ్రం పరిశీలించినవాడు. వైద్య విషయాల్ని సంగ్రహపరచి చాటిచెప్పడంలో ఇతడు మొదటివాడు. ఇవి ఒక విద్యార్థి గురువు గారు చెప్పే పాఠానికి జ్ఞాపికలు (నోట్స్) వ్రాసుకున్న రీతిలో ఉంటది. అన్ని వైద్య గ్రంథాల నుంచి సేకరించిన విషయాలు

---

34 .శార్గ్గధర సంహిత, పూర్వఖండము, ప్రథమాధ్యాయము

35 .శార్గ్గధర సంహిత, పూర్వఖండము, తృతీయాధ్యాయము

36 . సుబ్రహ్మణ్యశాస్త్రి గొట్టుముక్కుల, శార్గ్గధరుని విశిష్టత, వైద్యకళ రజతోత్సవ సంచిక, 25 వ సంపుటము, 1964, పుట:80

హారంలోని మణిపూసలు వలె మెరుస్తూ ఉంటవి. శార్ఙ్గధర మిత్రుడు ఒక విషయ గర్భిత గ్రంథాన్ని వైద్యలోకానికి అందించిన వైద్యుడు."[37]

వ్యాఖ్యానం 1. చోపదేవుని ప్రకాశ (13.శ.), 2. అధమల్లుని దీపిక (క్రీ.శ. 14.శ.), 3.కాశీరాం వైద్య – గూఢార్థ దీపిక (క్రీ.శ.17 శ), 4. రుద్రభటు వ్రాసిన ఆయుర్వేద దీపిక (క్రీ.శ. 17 శ.) సంస్కృత వ్యాఖ్యాన గ్రంథాలు.

తెలుగు తాత్పర్యము :

క్రీ. శ. 1924 లో పువ్వాడ సూర్యనారాయణ రావు తెలుగులో తాత్పర్యాలను వ్రాశారు. 1954లో వావిళ్ళవారు దీనిని పునరుద్ధరించారు.

3. భావ మిత్రుడు (16శ.)–భావ ప్రకాశ

లఘుత్రయంలో చివరివాడు. ఇతని కాలం గురించి, నివాసం గురించి రెండు ఆధారాలున్నాయి. 1. ఇతడు 16వ శతాబ్దంలో అక్బరు చక్రవర్తి రాజ్యకాలంలో ఉండినాడని[38], 2. భావమిత్రుడు క్రీ.శ. 1550 ప్రాంతంలో కాశీక్షేత్రంలోని వైద్యపీఠానికి అధిపతిగా ఉంటూ నాలుగువందల మంది శిష్యులకు వైద్య విద్యను బోధించాడని. [39]

గ్రంథ వివరణ

భావమిత్రుని గ్రంథం మూడు విధాలైన ఖండాలుగా ఉంది. ప్రథమ ఖండంలో రెండు భాగాల్లో ఆయుర్వేద అవతరణ, గర్భ, బాల దినచర్య మొదలైన ప్రకరణాలున్నాయి. మధ్య ఖండంలోని నాలుగు భాగాలలో జ్వరం మొదలైన రోగాల వర్ణనలు, చికిత్సలు, ఉన్నాయి. ఉత్తరఖండంలో వాటీకరణ రసాయన చికిత్సలు వర్ణించబడ్డాయి. కొంత నిఘంటు రూపంలో ఉన్న దానిని భావప్రకాశ నిఘంటువు అంటారు.

క్రీ.శ. 15 శతాబ్దం వరకు వైద్య వాఙ్మయం సంస్కృతం భాషను ఆధారం చేసుకొని ప్రచారానికి వచ్చింది. యవన రాజుల కాలంలో వారి భాషల్లోకి పరివర్తన చెందింది. దానివల్ల యునానీ వైద్యానికి బలం చేకూరింది. భావప్రకాశలో యవన ప్రాబల్యం కనిపిస్తుంది. ఇతడు ప్రధానంగా

---

37. శంకరశాస్త్రి, వేటూరి, ఆయుర్వేద ఇతిహాసం, 1987, పుట:43.

38. ప్రఫుల్ల చంద్ర రాయ్, హిందు దేశ కెమిస్ట్రీ

39. డా. మత్తు. ఆంటీక్విటీ ఆఫ్ ఇండియన్ మెడిసిన్.

సుశ్రుత మతాన్ని అనుసరించాడు. కాని సుశ్రుతంలోని శస్త్ర చికిత్సకు భావప్రకాశలో విపులీకరణ కన్పించదు. దానికి కారణాలు రెండు కన్పిస్తాయంటారు వేటూరి శంకర శాస్త్రిగారు. ఒకటి శస్త్ర చికిత్సా క్రియలలో ప్రవీణుడు కాకపోవడం, రెండు తనున్న కాలం నాటికే శస్త్ర వైద్యంలో ప్రాబల్యం తగ్గడం.

ప్రాచీన తంత్ర కర్తలు తెలుపని నూతనాంశాలనెన్నింటినో తన గ్రంథంలో వివరించాడు.[40]

చరకుని మొదలు శార్ఙ్గధరుని వరకు వఖ్యావయవాలకు సంబంధించి ఉపదంశం, శూకదోషం వ్యాధుల్ని మాత్రం వివరించారు. కాని భావమిత్రుడు 'ఫిరంగరోగ' (సిఫిలిస్) గురించి వివరించారు. చరకాదుడు దీని ప్రస్తావన తేకపోవడానికి కారణం ఆ రోగం అప్పటికి భారతదేశంలో లేకపోవడమే. పోర్చుగీసు వారి సంపర్కం వల్ల భారతీయులకు 'సిఫిలిస్' వ్యాధి సంక్రమించింది. భావమిత్రుడు ఆ వ్యాధి భారతదేశంలో ప్రవేశించిన విధానం, దాని లక్షణాలు, చికిత్సలు మొదలైన వాటిని భావప్రకాశలో వివరించాడు.

ఫిరంగ వ్యాధిని భావమిత్రుడు 'గ్రంథరోగమ'ని కూడా అన్నాడు. దీనికి రసకర్పూరం చికిత్స. పోర్చుగీసు వాళ్లు రసకర్పూర ప్రయోగాన్నిచైనా వర్తకుల నుంచి గ్రహించినట్లు పి.సి.రాయ్ గారు తెలిపారు.

కొత్త ఔషధ ద్రవ్యాల[41] లను గురించిన విశేషాలు కూడా ఇతని గ్రంథంలో ఉన్నాయి. ఆ ద్రవ్యాల పేర్లు, వాటి గుణాలు, వాటి ప్రభావాలు, అవి చికిత్సకు ఎలా ఉపయోగపడతాయి అనే విషయాన్ని వివరించాడు. పాక శాస్త్రానికి చెందిన ఎన్నో కొత్త పిండి వంటల్ని కూడా వర్ణించాడు.

"అనుక్తం అన్యతో గ్రాహ్యం" – "చెప్పనివి, లేనివి ఇతరుల నుండి గ్రహించు" అనే పూర్వుల సూక్తిని పాటించి భావమిత్రుడు కొత్త విషయాలనెన్నింటినో వివరించాడు.

వ్యాఖ్యలు:

భావమిత్రుడే సంస్కృతంలో స్వకీయ వ్యాఖ్యను వ్రాశాడు.

తెలుగు టీకా తాత్పర్యం

ముక్కామల వేంకటశాస్త్రి తెలుగు టీకా తాత్పర్యాల్ని వ్రాశాడు.

---

40. ఆయుర్వేద ఇతిహాసం, 1984, పుట:45

41. కురాసా నివాము, ఫిరంగి చెక్క నల్లమందు, పచ్చకర్పూరం, ఖర్జూరం, సులేమాని(ఖర్జూరభేదం), సీమరేగు, మాచికాయ, రేవచ్చిన్ని, బీరాయ, అక్రాటు, సోపు, పోసుకాయ గసగసాలు, జవ్వాజి, కుందురు(గుగ్గిలభేదం) బాదం, గులాబీ.

ఆయుర్వేద తంత్ర గ్రంథాలు వ్రాసిన వారెందరో ఉన్నారు. కాని కొన్ని కాల వశాన నశించిపోయాయి. అయినా ప్రామాణికాలైన గ్రంథాలెన్నో ఉన్నాయి.

"శారీరక, నిదానము, చికిత్స అను ఈ విషయములపై మనకు నేడు నిలిచిన గ్రంథములో సుశ్రుతుని శారీరము, మాధవ పండితుని నిదాన గ్రంథము, చరకుని చికిత్స" – ఈ మూడును నేడు కొంతవరకు ఆయుర్వేద వైద్యుల యొక్క నభ్యాసములలో ఉన్నవి.

5. ఆయుర్వేద మూల సిద్ధాంతాలు

ఆయుర్వేదానికి ప్రాణ భూతమైంది పాంచభౌతిక త్రిదోష సిద్ధాంతం. ఆకాశం, వాయువు, తేజస్సు, బలం, భూమి[42] –ఈ పంచ మహాభూతాలే శరీరంలో త్రిదోషాలుగా ప్రవర్తిస్తాయి. వాతం, పిత్తం, కఫం అనేవి త్రిదోషాలు. వాతము ఆకాశ,వాయు,భూత ప్రధానంగాను, పిత్తం అగ్ని భూత ప్రధానంగాను, కఫం జలభూత ప్రధానంగా శరీరంలో వ్యవహరిస్తున్నాయి.

ఆకాశం–శబ్దగుణాన్ని, వాయువు–శబ్ద,స్పర్శగుణాల్ని, అగ్ని–శబ్ద,స్పర్శ, రూపగుణాల్ని, బలం–శబ్ద, స్పర్శ, రూపగుణాల్ని, భూమి– శబ్ద, స్పర్శ, రూప, రస, గంధ గుణాల్ని కలిగి ఉంటాయి. ఆకాశ భూతంలో గాక, తక్కిన భూతాలు వరుసగా వాటి పూర్వ భూత గుణాల్ని కూడా కలిగి ఉంటాయి. ఈ భూత గుణాల్నే 'విషయాలు' 'గోచరాలు' 'అర్థాలు' అనిఅంటారు.[43]

వాత–పిత్త–కఫ లక్షణాలు – పనులు
వాత లక్షణాలు:

రూక్షత్వం (విరవిరలాడడం), లఘుత్వం (తేలికదనం), శైత్యం (చల్లదనం), ఖరత్వం (గరుగ్గా ఉండటం), సూక్ష్మత్వం (చిన్న ప్రదేశాల్లో కూడా సంచరించగలగడం), చలత్వం (కదలడం, వ్యాపించడం) అనేవి వాత లక్షణాలు.

---

[42].ఆకాశం–అవకాశ ప్రధానం, వాయువు–చలనం, అగ్ని–పాకం, బలం–క్లేదకం, పృథ్వీ–సంహసనం.(ఇవి భూతకర్మలు)

[43]. ఎ. కవి రాజ మోహన్, ఆయుర్వేద ప్రశ్నోత్తరములు. 1964, పుట: 9

బి. సూర్యనారాయణరావు, వై. ఆధునిక చికిత్స (మొదటి భాగము) ద్వితీయ ముద్రణ, 1963 పుట: 12– 13.

పిత్త లక్షణాలు:

స్నేహం (జిడ్డు), తీక్షత్వం (చురుకుదనం), ఉష్ణత్వం (వేడి) అఘుత్వం, విద్రత్వం (వాసన కల్గి ఉండటం), సరేత్యం (ప్రాకే స్వభావాన్ని కల్గి ఉండటం), ద్రవ్యత్వం అనేవి పిత్త లక్షణాలు.

కఫ లక్షణాలు:

స్నిగ్ధత్వం (ఎక్కువ జిడ్డు), శీతత్వం (చల్లదనం), గురత్వం (బరువు), మందత్వం(చురుకుదనం లేకుండడం), శుక్లత్వం (నున్నగా నిగనిగలాడుతుండడం), పిచ్చిలత్వం (జిగురుగా ఉండడం), స్థిరత్వం (కదలకుండడం) కఫ లక్షణాలు.

వాతము – పనులు

శరీరానికి ఉత్సాహం – ఉచ్ఛ్వాస నిశ్వాసాలు, శరీరం – వాక్కు – మనస్సు– వీటి పనులు, మలమూత్రాల వేగ నిర్వహణ, ఇంద్రియాలకు శక్తి, సప్త ధాతువుల[44] కు చక్కని గమనాన్ని కలుగజేస్తుంది.

పిత్తము – పనులు

ఆహోరాన్ని పాకం చేయడం శరీరానికి వేడిని కలుగ జేయడం, కంటి చూపు, ఆకలి, దప్పి, రుచి, శరీర కాంతి, ప్రజ్ఞ పౌరుషం – ఈ పనులను చేస్తుంది.

కఫం – పనులు:

శరీరానికి స్నిగ్ధత్వాన్ని, స్థైర్యాన్ని, ఓర్పును, ధాతుపుష్టిని కలుగజేస్తుంది.

సప్తధాతువుల వివరణ:

ఆహారం జీర్ణమై దాని నుంచి రసధాతువు, రసధాతువు నుండి రక్తం, రక్తం నుండి మాంసం, మాంసం నుండి మేధస్సు, మేధస్సు నుండిఅస్థి, అస్థి నుండి మజ్జ, మజ్జ నుండి శుక్రం ఉత్పత్తి అవుతుంది.

---

44. సప్తధాతువులు: 1. రసము, 2. రక్తము, 3. మాంసము, 4. మేధస్సు, 5. అస్థి, 6.మజ్జ, 7, శుక్రము.

సప్తధాతువుల ఉత్కృష్టమైన సారం ఓజస్సు. అది శరీరమంతా సంచరిస్తుంటుంది. ఇది లేకుంటే జీవి లేదు. ఆకలి, కోపం, దుఃఖం, శ్రమ, సంతోషం, ఉత్సాహం మొదలైన దేహ సంబంధమైన భావాలు దీనివల్లనే కలుగుతుంది.

రస ధాతువుకు స్తన్యం, రక్త ధాతువుకు స్త్రీల రజస్సు, మాంసానికి వస్తే మేధస్సుకు చెమట, అస్థి ధాతువుకు దంతాలు, మజ్జా ధాతువుకు వెంట్రుకలు, శుక్ర ధాతువుకు ఓజస్సు ఉపధాతువులు. ఒక ధాతువు నుంచి మరో ధాతువు తయారయ్యేటప్పుడు ఈ ఉపధాతువులు ఏర్పడతాయి.

త్రిదోషాలు సప్త ధాతువులను ఆశ్రయించుకొని ఉంటాయి.

"మనము నివసించే గృహాన్ని గోడలు, దూలములు, స్తంభములు, మొదలైనవి ధరించినట్లు – జీవాత్మ నివసించు ఈ శరీరమును సప్త ధాతువులు ధరించుచున్నవి. కనుక ఈ ధాతు పోషణ సక్రమంగా జరగాలి. త్రిధాతువులు (వాత, పిత్త, కఫములు) వైషమ్యము చెంది దోషములుగా వర్తించునపుడు ఈ సప్త ధాతువులను దూషించును."[45]

6. ఆయుర్వేదం – అష్టాంగ చికిత్స

ఆయుర్వేదం యొక్క అంగాలు కూడా అష్టాంగాలే. ఆయుర్వేదాన్ని అష్టాంగ చికిత్స అని కూడా అంటారు. అష్టాంగాల కంటే చికిత్సించవలసిన అంగాలు వేరుగా లేవు. కాబట్టి దీనికి అష్టాంగ చికిత్స అనే పేరే రూఢమైంది.

(Ayurveda is an Upaveda subsidiary text of the Atharvana veda and it has the following specialised branches.

1. Kaya Chikits or Internal Medica

2. Salya tantra or surgery

3. Satakya tantra or the treatment of diseases of head and neck. 4. Agada tantra or toxicology

5. Bhuta vaidya or the management of Seizures by evil spirits and other mental disorders.

6. Bala tantra or Pediatrics

7. Rasayana tantra or Geriatrics including Rejuvenation therapy

---

45 . కవి రాజ మోహన్, ఆయుర్వేద ప్రశ్నోత్తరములు, 1964, పుట: 16–17.

8. Vaji karana tantra or science of Aphodisiacs.([46])

1. కాయ చికిత్స: (Internal Medicine)

కాయమంటే శరీరం- శరీరంలోని సర్వ అవయవాలకు సంబంధించిన జ్వరం, పిత్తం, అతిసారం (విరేచనాలు), శక్షష (ఎండిపోవడం), ఉన్మాదం (పిచ్చి), మూర్చ స్మృహ లేకపోవడం (అపస్మారం) మొదలైన వ్యాధులకు చేసే చికిత్సే కాయచికిత్స.

ఆ విషయానికి సంబంధించిన గ్రంథాలివి.

1. అగ్నివేశసంహిత, 2. ఖేలసంహిత, 3. జతుకర్ణ సంహిత, 4. పరాశర సంహిత, 5. క్షారపాణి సంహిత, 6. హరీత సంహిత, 7. ఖరనాద సంహిత, 8. విశ్వామిత్ర సంహిత, 9. అగస్త్య సంహిత, 10. అత్రి సంహిత, 11. చరక సంహిత, 12. హరిశ్చంద్ర సంహిత, 13.ఖేడ సంహిత, 14, మాండవ్య సంహిత మొదలైనవి.

శరీరంలో ప్రవేశించి బాధ పెట్టే రాళ్ళు, ఇనుము, ముండ్లు, మేకులు, ఎముకలు, చీము, ప్రణాలు మొదలైన వాటిని బయటికి తీసే చికిత్సే. ఎముకలు విరిగినపుడు, పుండ్లు లేచినపుడు దుష్ట ప్రణ భాగాలను భేదించి శరీరానికి ఆరోగ్యాన్ని కలుగుజేసే విషయాలను ఆ తంత్రం వివరిస్తుంది. యంత్రాలు, కత్తులు – కటార్లు, అగ్ని ఈ చికిత్స చేయడానికి తగిన పరికరాలు. శరీర పోషణకు పనికిరాని ఇతర పదార్థమేదైనా శల్యమే అవుతుంది. దీన్నే శస్త్ర చికిత్స (ఆపరేషన్) అని కూడా అంటారు.

ఈ తంత్రానికి సంబంధించిన గ్రంథాలను ఆంజనేయాచార్యులు తెలియ జేసారు. 1. ఔషధేనవ తంత్రము, 2. ఔరభ్రతంత్రము, 3. సుశ్రుతంత్రము, 4, వృద్యనుశ్రుత తంత్రము, 5. పౌష్కలావత తంత్రము, 6. వితరణ తంత్రము, 7. భోజ తంత్రము. 8 కరవీర తంత్రము, 9. గోపుర రక్షిత తంత్రం, 10. భాలుకి తంత్రము, 11. కపిల తంత్రము, 12. గౌతమ తంత్రము, 13. వృద్ధబాలుకి తంత్రము 14. వృద్ధవాగ్ఝటు తంత్రము 15. వాగ్ఝట తంత్రము 16.వృద్ధభోజ తంత్రము

3. శాలక్యం (Treatment of Diseases of head and neck)

దీనికే ఊర్ధ్వాంగ చికిత్స అని మరో పేరు. మెడ, చెవులు, ముక్కు, కళ్ళు, నోరు మొదలైన అవయవాలలో కలిగే వ్యాధులను పోగొట్టే విధానం ఇందులో ఉంది. శలాకు అన్నది అస్త్ర విశేషం.

---

[46]. Vaidya Bhagavan Dash, Vaidya Lalitesh kashyap, Materia Medica of Ayurveda, 1980, P.No: XXXI

దీనితో శోధించి చేసే చికిత్సే శాకల్యం. ఈ చికిత్సకు సంబంధించిన గ్రంథాలివి. 1. విదేహ తంత్రము, 2. నిమితంత్రము, 3. శానక తంత్రము. 4. కారాలి తంత్రము, 5.చక్షుష్య తంత్రము, 6.కృష్ణాత్రేయ తంత్రము, 7. కాంకాయనో తంత్రము, 8. గార్గ్య తంత్రము, 9. గాలన తంత్రము, 10. సాత్యకి తంత్రము, 11. భద్రకానక తంత్రము, 12. కార్తిక కుతతంత్రము.

4. అగద తంత్రము: (Toxicology)

దీనినే దంష్ట్రా చికిత్స, విష తంత్రం అని కూడా అంటారు. పాములు, తేళ్లు, దోమలు, పురుగు పుట్ర మొదలైన క్రిమికీటకాదులు కరిచినపుడు, విష ద్రవ్యాల్ని తిన్నప్పుడు, పిచ్చి కుక్క లాంటి జంతువులు కరిచినపుడు కలిగే బాధను, ఉపద్రవాలను నివారించడానికి చేసే చికిత్స ఇది. విషాలకు విరుగుళ్ళను, చికిత్సలను తెలుపుతుంది.

ఈ విషయాలను వివరించే గ్రంథాలు 1. కాశ్యప సంహిత, 2. అలంచాయ సంహిత, 3. ఉశ్యస్సంహిత, 4. శాటాయన సంహిత, 5. సావిత్ర సంహిత, 6. నాగార్జున సంహిత.[47]

5. భూత విద్య (The management of Seizures by evil spirits and other mental disorders):

దేవతలు, రాక్షసులు, యక్షులు, గంధర్వులు, కిన్నెరలు, కింపురుషలు, దెయ్యాలు, భూతాలు, పిత్యులు, పిశాచాలు, సూర్య చంద్రాది నవగ్రహాలు మానవుల మనఃశ్శరీరాలను పీల్చి పిప్పి చేస్తుంటాయి. ఇవి శాంతించి రుగ్మతులు తగ్గడానికి శాంతి, బలి, హోమం మొదలైన క్రియల్ని కలిగించే సూక్ష్మ క్రిములు భూలోకంలోనే గాక దేవలోకంలో కూడా ఉన్నవని వేదాలలో వివరంగా ఉన్నవి. ఈ దుష్ట క్రిములు పైన జూపిన పేర్లతో ఉన్నవి. బాక్టీరియా, వైరసు. దీనిలో చేరి ఉన్నవి.[48]

1. సుశ్రుత సంహిత, 2. చరక సంహిత, 3. వాగ్ఘట సంహిత. వీటికి సంబంధించిన గ్రంథాలు.[49]

6. బాల తంత్రం (Paediatrics)

దీనికే కౌమార భృతమని మరోపేరు. పిల్లల ఆరోగ్యరక్షణ, దాని లక్షణాలు, స్తన్య దోషాలు, దుష్టస్తన్య పరీక్ష, స్తన్య శోభనం, స్తన్య వర్ధనం మొదలైన తల్లుల స్తన్య మందలి దోషాలు – వాటి

---

[47]. అంజనేయాచార్యులు డి.ఎస్.ఆర్. ఆయుర్వేదము –అమరామృతము, వైద్యకళ, రజతోత్సవ సంచిక, 25వ సంపుటము, 1964, పుట:35.

[48]. ఆయుర్వేదము –అమరామృతము, వైద్యకళ, రజతోత్సవ సంచిక, 25వ సంపుటము, 1964, పుట:34

[49]. అంజనేయాచార్యులు డి.ఎస్.ఆర్. ఆయుర్వేదము –అమరామృతము, వైద్యకళ, రజతోత్సవ సంచిక, 1964, పుట:34

నివారణ, బాల గ్రహాలు, రోగాలు వాటి వర్ణన, వాటికి తగిన చికిత్స తెలిపేది బాలతంత్ర లేక కౌమారభృత్యం.

1. జీవక తంత్రము, 2. పార్వత తంత్రము, 3. బంధక తంత్రము, 4. హిరణ్యాక తంత్రము వీటిని వర్ణిస్తాయి.

7. రసాయన తంత్రము (Geriatrics including Rejuvenation Therapy)

దీనిని వృష్య చికిత్స అని కూడా అంటారు. మానవుని వయస్సును నిలబెట్టి ముసలితనం త్వరగా రాకుండా చేయడం, ఆయువును పెంచి మేధాశక్తిని, శరీర బలాన్ని పెంపొదించడాన్ని రసాయన తంత్రం అంటారు.

1. పతంజలి తంత్రము, 2. వ్యాడిత తంత్రము, 3.వశిష్ట తంత్రము 4. మండవ్య తంత్రము, 5. నాగార్జున తంత్రము, 6. సుశ్రేత సంహిత, 7. చరక సంహిత, 8. వాగ్భట సంహిత ఈ తంత్రాన్ని గురించి తెలుసుకోవడానికి ఉపయోగపడే గ్రంథాలు.

8. వాజీకరణ తంత్రము (Scince of Aphrodisiacs)

దీనినే జరా చికిత్స అని కూడా అంటారు. బాల్యంలోనే ముసలితనం, నిర్వీర్యత కలిగినవారికి శుక్రాన్ని చక్కగా సంస్కరించి శుద్ధ శుక్రాన్ని శరీరంలో కలుగజేస్తుంది. 'వాజ' అంటే గుర్రం. వీర్యాన్ని వృద్ధి చేసి గుర్రంలోని శక్తితో సమానమైన బలాన్ని పురుషునిలో కల్గించే విధానాన్ని వాజీకరణం అంటారు. సప్తధాతువులను[50] చక్కగా అభివృద్ధి చేయగల చికిత్సా విశేషాలు ఇందుంటాయి.

1. కుచమార తంత్రము, 2. చరక సంహిత, 3. సుశ్రుత సంహిత, 4. వాగ్భటు సంహిత దీనికి సంబంధించినవి.[51]

చాందోగ్య శ్రుతి ముఖ్యంగా సృష్టి కారణాలను చెప్తూ మహాభారత పంచకాన్ని, దీని ముఖ్య స్థాన భూతమైన తేజోభిన్నాలే ప్రధానాలని చెప్పింది. తేజస్సుయే ఉష్ణం లేదా పిత్తం. రెండవది నీరు. అదే శ్లేష్మంగా ఆయుర్వేదంలో పేర్కొనబడినవి. ఇక మిగిలింది అన్నం. అదే వాయువుగా చెప్పబడింది. అందుచేతనే తైత్తరీయశ్రుతి

---

[50]. సప్త ధాతువులు: 1. రసము, 2. రక్తము, 3. మాంసము, 4. మేధస్సు, 5.అస్థి, 6. మజ్జ, 7.శుక్రము.

[51]. సుబ్రహ్మణ్యం శాస్త్రి, గొట్టుముక్కల, శార్గ ధరుని విశిష్టత, వైద్యకళ, 1964, పుట:78.

"అన్నం ప్రాణం అన్నమేపానేమమః

అన్నం మమ్యం తము జీవాతుమహః

అన్నం క్రమహెర్యూణౌ జరసం వదంతి

అన్నమహః ప్రజననం ప్రజానం మోఘమన్నం విదంతే అప్రచేతాః

సత్యం బ్రవామి" – ఈని వాయువు అన్నం

యొక్క రూపత్వాన్ని తద్వారా జగత్సృష్టి క్రమాన్ని నిరూపించింది అని నేడు వాత, పిత్త, శ్లేష్మాలుగా ఆయుర్వేదంలో పిలవబడుతున్నాయి.

9. ఆంధ్రులు – ఆయుర్వేదం

దేశీయ వైద్య విధానాల్లో అతి ప్రాచీనమైంది ఆయుర్వేదం. ఆయుర్వేదంలో అఖిల భారత నాయకత్వాన్ని వహించింది ఆంధ్రులే. ఆంధ్ర దేశంలో ఆయుర్వేదం బ్రాహ్మీ–శైవ వైద్య సంప్రదాయాన్ని రెండిట్నీ జీర్ణం చేసుకొని ఒక విశిష్టమైన వైద్య చికిత్సగా పెంపొందింది. ఆయుర్వేద ఔషధాల్ని తయారు చేయడంలో ఆంధ్రులు సుప్రసిద్ధులు. పైగా ఔషధులకు నిలయాలైన అడవులు, పర్వతాలు, నది తీరాలు ఇక్కడ చాలా ఉన్నాయి. రస సిద్ధులు చాలమంది దక్షిణ భారతదేశంలో ఉన్నాయని పరిశీలన వల్ల తెలుస్తున్నది. శార్ఙధరుడు ఆంధ్రుడేనని చాలామంది అభిప్రాయము. [52] శార్ఙధర సంహితలో రెండు సంప్రదాయాల దృఢ సమ్మేళనం కన్నిస్తుంది.

10. ఆంధ్ర దేశ వైద్య గ్రంథాలు:

ఆంధ్రులు వ్రాసిన వైద్య గ్రంథాలు సంస్కృతంలోను, తెలుగులోను ఉన్నాయి. వాటి ద్వారా ఆంధ్ర వైద్య విశిష్టతను తెలుసుకోవచ్చు.

నాగార్జునుడు (క్రీ.శ.3శ)

ఇతడు ప్రపంచ ప్రసిద్ధి పొందిన మహా పురుషుడు. నాగార్జునుని గురించి మొదట జగ్గయ్యపేట దగ్గరనున్న ఒక శిలా శాసనంలో వ్రాయబడింది. బౌద్ధ గ్రంథాల్లోను, వైద్య గ్రంథాల్లోను నాగార్జునుని పేరు చాలాచోట్ల కనిపిస్తుంది. ఈ నాగార్జునుడెవరు అన్నది చరిత్రకారులు నిర్ణయించడానికి ప్రయత్నిస్తూనే ఉన్నారు.

---

[52] వివరాలకు: శంకరశాస్త్రి వేటూరి, ఆయుర్వేద ఇతిహాసం, 1987, పుట: 7565. 1. బసవ రాజీయము, ప్రథమ ప్రకరణ, 3వ శ్లోకం.

నాగార్జునుడు అమరావతిలో క్రీ.శ. 3వ శతాబ్దంలో నివసించి శ్రీశైలం అడువుల్లో పరిశోధనలు జరిపాడు. ఈయన రసవాద క్రియ ప్రారంభించిన తరువాత రసాయన ప్రక్రియల్లో ఆంధ్ర దేశం ప్రసిద్ధికెక్కింది. కఠినమైన వ్యాధుల్ని కుదర్చడానికి రసౌషధాల కంటే మిగిలినవి లేవని వారు పరిశోధనల్లో తేల్చారు.

నవనాథ సిద్ధుడు:నాగార్జునుని తర్వాత శ్రీశైలంలో నవనాథ సిద్ధుడనే వైద్య భిక్షువు నివసించి, వైద్య శాస్త్రంలో అపారమైన 'నవనాథ సిద్ధేయం' అనే రసాయన తంత్రాన్ని రాశాడు.

ఇంద్రకంత వల్లభాచార్యులు:

ఈ పండితుడు ఆంధ్ర వైద్య చింతామణిని సవ్యాఖ్యానంగా వివరించాడు.

బసవరాజు (క్రీ.శ 16 శ.)[53]

ఆయుర్వేదంలో పరిశోధన చేసిన వాళ్లలో నాగార్జునుని తర్వాత అంతటివాడు బసవరాజు. ఇతడు వ్రాసిన గ్రంథం '**బసవ రాజీయం**' పేరుతో వ్యాప్తిలో ఉంది. దీని అసలు పేరు **వృష రాజీయం**. గ్రంథ ప్రకరణ ఆరంభంలో గురు ప్రార్థనాంతర శ్లోకంలో ఈ విషయముంది. చివరి ప్రకరణాంత గద్యలో '**బసవ రాజీయంగా**' పేర్కొన్నాడు. ఇతడు కేవలం వైద్య పండితుడే కాడు. కవి, పండితుడు, లోకజ్ఞుడు, పరిశీలకుడు. పలు ప్రాంతాల్లో సంచరించి ఎన్నో వైద్య సంప్రదాయాల్ని సేకరించి, వివిధ వ్యాధుల్లో అనుభవాన్ని గడించి వాటిని గ్రంథస్థం చేశాడు. నలభై ఎనిమిది ప్రాచీన వైద్య గ్రంథాల సహాయం పొందాడు.

బసవ రాజీయం 25 ప్రకరణాల వైద్య విధాన చికిత్సా గ్రంథం. సంస్కృత శ్లోకాలతో, తెలుగు పద్యాలతో మిళితమై ఉంది. శ్లోకాలకు తెలుగు తాత్పర్యాలున్నాయి.

ఇంద్రకంత వల్లభాచార్యుడు (క్రీ.శ1600)

ఇతడు వైద్య చింతామణి గ్రంథకర్త. దీన్ని పిడుగు సుబ్బరామయ్యగారు సేకరించి, పట్టాభిపుర నివాసి కోట వెంకటరామశాస్త్రుల గారితో రోగ నిదానం మొదలైన వాటికి అక్కడక్కడ చికిత్సల్ని చేర్పించి తాను తెలుగులో టీకా తాత్పర్యాలను రాశాడు. పిడుగు సుబ్బరామయ్యగారి కుమారుడు వెంకటరావుగారు క్రీ. శ.1890లో దీనిని రెండవ ముద్రణగా ప్రకటించారు.

---

[53] . బసవ రాజీయము, 25వ ప్రకరణం, చివరిగద్య, బసవ రాజీయము, ప్రథమ ప్రకరణం, 5–12 శ్లోకాలు.
వివరాలకు: శంకరశాస్త్రి, వేటూరి. ఆయుర్వేద ఇతిహాసం, 1987, పుట:162–172.

ఇది సంస్కృత శ్లోకాలతో తెలుగు టీకా తాత్పర్యాలలో ఉంది. అష్టాస్థాన పరీక్షలు (మొదటి ప్రకరణ), వ్యాధి నిదాన లక్షణ చికిత్సలు (తర్వాతి, 65 ప్రకరణలు) చివరి శుద్ధి ప్రకరణం.

అష్టాస్థాన పరీక్షల్ని కనిపెట్టి మొదట ఆయుర్వేద వైద్య జగత్తులో ప్రవేశపెట్టినవాడు వల్లభాచార్యుడే. బసవరాజు తర్వాత పేర్కొనదగ్గవాడతడు.

త్రిమల్ల భట్టు (క్రీ.శ. 1731):

ఇతడు 'బృహద్యోగ తరంగిణి' కర్త. ఇతడు కూడా పూర్వుల గ్రంథాల్లోని వైద్య విషయాల్ని గ్రహించి రచన చేశాడు. ఇది ఒక సంగ్రహగ్రంథం. భావ ప్రకాశం లాంటిది. వైద్యులకు చాలా ఉపయోగకరమైంది.

ఇతడు రస దర్పణం, ద్రవ్య గుణం, శతశ్లోకి, సుఖలతాకృతశతశ్లోకి గ్రంథానికి టీకా వ్రాసాడు. [54]

లోలంబరాజు (క్రీ.శ. 1557)

లోలంబ రాజీయాన్ని వ్రాసినవాడు. దీనికి పద్యైద్య జీవనం అనే నామాంతరముంది. సూర్యుని అనుగ్రహం చేత రోగ పీడితులకు ఆరోగ్యం కలగడానికి సంగ్రహంగా దీనిని రాస్తున్నట్లు పేర్కొన్నాడు. ఇది శృంగార రస ప్రధాన కావ్యంగా గోచరిస్తుంది. ఇందులో ఎన్నో వ్యాధులకు సులభమైన చికిత్సలు చెప్పాడు.

శ్రీ కంఠ శివపండితుడు (క్రీ.శ. 1790)

ఇతడు హితోపదేశము, ప్రయోగ రత్నావళి అనే గ్రంథాల్ని రాశాడు. మొదటిది అలభ్యం. రెండవదానిలో వస్తువుల గుణదోషాలు వర్ణితాలు.

నిత్యనాథ సిద్ధుడు (క్రీ.శ. 1350):

రసరత్నాకర గ్రంథకర్త. బసవ రాజీయం, వైద్య చింతామణి గ్రంథాలు వైద్య లోకంలో ప్రచారానికి రాకముందు రసరత్నాకరమే వాడుకలో ఉండేది. ఇది 5 ఖండాల రస శాస్త్ర గ్రంథం. శ్రీశైలం అడవుల్లో దొరికే ప్రతి వస్తువు సిద్ధులునిచ్చేవే, రసవైద్య ప్రాముఖ్యమున్నవే అని నిరూపించాడు.

---

54. విద్యాలంకార, అతిదేన, ఆయుర్వేద్ కా బృహత్ ఇతిహాస్. (వైద్యచరిత్ర).

వేంకటాచార్య పండితుడు (క్రీ.శ. 1800)

ఇతడు 'బృహద్యోగ రత్నాకరం' వ్రాశాడు. ఇది పూర్వోత్తర రంగాల్లో ఉంది. పూర్వ భాగంలో ఆయుర్వేద ఉత్పత్తి, అష్టస్థాన, పరీక్ష రోగనివారణ వీటి గురించి ఉంది. రెండవ భాగంలో, చికిత్సా పద్ధతులు, ఔషధాలు, రసాయనం, వాజీకరణం ఉన్నాయి. ఇతడు వైద్యేతరాలైన జ్యోతిష్యం – తర్కం మొదలైన శాస్త్రాల్లో ప్రవీణుడు.

నయన శేఖరుడు (క్రీ.శ. 1680)

'యోగరత్నాకర' గ్రంథ కర్త. ఇందులో ఆంధ్ర దేశానికి సంబంధించిన మహారథులు ఉండడాన్ని బట్టి ఆంధ్రుడని ఏటూరి శ్రీనివాసాచార్యులగారి నిర్ణయం.

★★★★★★★★★★★★★★★

2 యునాని వైద్యం

1. యునాని–పుట్టుక–పరిణామం

అరేబియా ప్రాంతంలో పుట్టి అభివృద్ధి పొందిన వైద్య విధానం 'యునాని' అని కొంతమంది అభిప్రాయం. మహమ్మదీయ మత సాంప్రదాయాన్ని అనుసరించి వచ్చిన ఈ విధానానికి 'యునాని' అనే పేరు ఎలా వచ్చిందని చాలా మందికి కలిగిన సందేహం. దీనిని 'ఇస్లామిక్ వైద్య విధానమని' పిలవడం సమంజసమని ఎడ్వర్డ్ బ్రౌన్ అనే పాశ్చాత్య పండితుని సలహా.[55] కానీ ఇది 'యునాని' వైద్య విధానంగానే ప్రఖ్యాతి గాంచింది.

'యునాన్' అనేది గ్రీకు పదం. దీని నుండి 'యునానీ' వచ్చింది. దీనికి ఈ పేరు పెట్టిన వాడు అలెగ్జాండర్ చక్రవర్తి. ప్రపంచ దండయాత్రలు చేసిన అలెగ్జాండర్ చక్రవర్తి ఆ యాత్రల్లో ఆయా దేశాల్లో వ్యాప్తిలో ఉన్న అన్ని వైద్య విధానాల్ని ఆకళింపు చేసుకొని వాటిలోని మంచిని ఏర్చికూర్చి 'యునాని[56]' అని నామకరణం చేశాడు. కానీ ఈ వైద్య విధానాన్ని అభివృద్ధి చేసినవారు మహమ్మదీయులు. 'యునాని' అనే శబ్దం ఈ వైద్యానికి ఎన్నేళైనా ఇంకొంపైతే క్రీ.శ. 8వ శతాబ్ది మధ్య కాలం నుండి బాగ్దాదులోని ఖలీపుల ప్రోత్సాహంతో మహమ్మదీయ విద్వాంసులు గ్రీకు వైద్య శాస్త్రాన్ని తమ సొంతం చేసుకొన్నారు. హిప్పాక్రటిస్, గెలిన్ మొదలైన వాళ్లు రాసిన ఎన్నో గ్రంథాలను వాళ్లు అనువదించారు.

యునాని వైద్యులు యూదులు, క్రైస్తవులు, శదియనులు, జొరాష్ట్రియనులు కూడా ఉన్నారు. వీరు కేవలం గ్రీకు గ్రంథాల్ని అనువదించుకోవడంలో తృప్తిచెందలేదు. వాటికి తమ అనుభవాల్ని కూడా జోడించి స్వతంత్ర గ్రంథాల్ని కూడా వ్రాశారు.

అలాంటి వాళ్లల్లో 'కేసన్ ఆఫ్ మెడిసన్' అనే గ్రంథాన్ని వ్రాసిన అవిసెన్నా (క్రీ.శ. 980–1039), 'ఆలవాయ్' అనే గ్రంథాల్ని వ్రాసిన రజీస్ ప్రముఖంగా పేర్కొనదగ్గవారు. వీళ్లలో అవిసెన్నాకి ప్రఖ్యాతి ఎక్కువ. రోగిని వైద్యుడు స్వయంగా పరీక్షించే విధానాన్ని గూర్చి మశూచి, పొంగు వ్యాధుల్ని గురించి రజీస్ కొన్ని గ్రంథాల్ని రాశాడు.

---

[55] సంగ్రహాంధ్ర విజ్ఞానకోశము. 7వ సంపుటము పుట:431.

[56] డా. సలాం, నెల్లూరు జిల్లాలో యునానీ వైద్యము విక్రమ సింహపురి మండల సర్వస్వము పుట:681.

ఆ రోజుల్లో శస్త్ర చికిత్సలకు అంత ప్రాధాన్యం, గౌరవం ఉండేది కాదు. అయినా అబ్దుల్ ఖాసిం అనే అరబ్బీ శస్త్ర వైద్యుడు శస్త్ర చికిత్సను గూర్చి సచిత్రంగా ఒక గ్రంథాన్ని వ్రాశాడు. దానితో శస్త్ర చికిత్సకు వ్యాప్తి వచ్చింది. కార్ డోబో అనునతడు నోపిల్ నగరంలోని తత్వవేత్తలు ఈ వైద్య రచయితలను వైద్య శాస్త్ర ప్రవీణులని ప్రశంసించారు.

బాగ్దాదు, కెయిరో మొదలైన నగరాల్లో మంచి వైద్యశాలలు, వైద్య కళాశాలలు ఒకేచోట నిర్మించబడడం గమనించదగ్గ విషయం. ఈ వైద్య విధానాన్ని గూర్చి అనువాద గ్రంథాలతో బాటు స్వతంత్ర రచనలూ వచ్చాయి. అంతే కాకుండా ఎన్నో సంకలన గ్రంథాలు, వైద్య ప్రముఖుల జీవిత చరిత్రలు వ్రాయ బడ్డాయి. ఈ గ్రంథాల్లో కొన్ని యూదుల ద్వారా లాటిన్ భాషలోకి అనువదించబడ్డాయి. వస్తు గుణ శాస్త్రంలోను, రసాయన శాస్త్రంలోను వీరు గణనీయమైన కృషి చేశారు. కొన్ని నూతన ఔషధాలను, నూతన ప్రక్రియలను కనుగొన్నారు. స్రవకృత ఉత్పాదనలు (డిస్టిలేషన్ అండ్ సబ్లియేషన్) భారత దేశానికి వీరి నుండే సంక్రమించింది. రక్తనాళికా విధానం గూర్చి వీళ్లకు స్థూలమైన పరిజ్ఞానం ఉంది.

వీరి వైద్య భావాల్లో 4,7,12 మొదలైన అంకెలకు ప్రత్యేక స్థానముంది. వైద్యులు వైద్య శాస్త్రంతో పాటు జ్యోతిష్యం, ఖగోళం, గానం, నీతి మొదలైన శాస్త్రాల్ని కూడా అభ్యసించడం ప్రత్యేకత. ఆ కాలపు మహమ్మదీయ సమాజంలో యునాని వైద్యం[57] పట్ల ప్రజలకు విశేషమైన ఆసక్తి ఉండేది.

ఈ వైద్య విధానంలో కొన్ని దోషాలు కూడా లేకపోలేదు. వీరి పరిశోధనలకు శరీర నిర్మాణ శాస్త్రం, శరీర ధర్మశాస్త్రం మొదలైన వాటికి సంబంధించి ప్రాతిపదికలు లేవు. శరీర విచ్ఛేదన (డిసెక్షన్) విషయంలో కూడా వీరు పురోగమించలేదు. వీళ్లు సర్వజ్ఞులు కాకపోయినా కొన్ని ముఖ్య విషయాల్లో విజయాన్ని సాధించిన సమర్థులే. [58]

2. ఆంధ్ర దేశం – యునాని వైద్యం:

ఉత్తర హిందూ దేశానికి ఈ వైద్య విధానాన్ని కొని తెచ్చినవారు గ్రీకులే. క్రీ.శ 7వ శతాబ్దంలో అరబ్బులు ఇతర దేశాలలో సముద్ర వ్యాపారం చేస్తూ భారత దేశానికి కూడా వచ్చారు. దక్షిణ భారత దేశానికి యునాని వైద్యాన్ని పరిచయం చేసిన వాళ్లు అరబ్బులే.

ఆంధ్ర దేశం భారత దేశానికి నడిబొడ్డుగా ఉండడం, తూర్పు సముద్ర తీరంలో ఓడరేవులు ఎక్కువగా ఉండడం వల్ల అరబ్బులు వ్యాపారం కోసం వచ్చి ఆ వైద్యాన్ని అందించిపోయారు.

---

57. యునాని వైద్య విధానము. సంగ్రహ ఆంధ్ర విజ్ఞాన కోశము 7వ సంపుటము, పుట:432

58. శంకర శాస్త్రి వేటూరి ఆయుర్వేద ఇతిహాసం 1987 పుట:87.

చరిత్రను బట్టి చికిత్సాలయాలు స్థాపించటంలో మహమ్మదీయులు ప్రథములు కారు. అయినా వీరు తమ రాజ్యాలలో ఉన్న అనేక నగరాల్లో గొప్ప చికిత్సాలయాల్ని స్థాపించి వాటిని నడుపుతుండేవారు. ఆ రోజులలో 'కార్టోవా' పట్టణం మహమ్మదీయ రాజ్యానికి కేంద్రంగా ఉండేది. ఆ నగరంలో పదిలక్షల మంది ప్రజలు నివసించేవారు. యాభై చికిత్సాలయాలు ఉండేవి. ఆ పట్టణమంతా పండితమయం. వీరికి ప్రత్యేక వీధి ఉండేది. ఈ పండితులకు వసతి గృహాలు ఏర్పాటు చేయటమే కాదు. వీరికి తగిన వేతనాలు ఇచ్చి మహమ్మదీయ పరిపాలకులు పోషిస్తూ ఉండేవారు. ఈ వైజ్ఞానిక వీధికి ప్రక్కనే వెయ్యిమంది విద్యార్థులకు వసతి గృహాలు నిర్మితమై ఉండేవి. హిందు దేశం నుంచి, చైనా, ఈజిప్ట్, దేశాల నుంచి యాభైమంది ప్రసిద్ధ వైద్యుల్ని రప్పించి గొప్ప చికిత్సాలయాన్ని వారిచే నడిపించడం జరుగుతుండేది. ఒక్కొక్క వైద్యుని దగ్గర అయిదుగురు విద్యార్థులు శిక్షణ పొందుతూండేవారు. ఖలీఫాలు సర్వ విజ్ఞానాభివృద్ధికి తోడ్పడి వైజ్ఞానిక వాహికలను తూర్పు నుంచి పడమరకు, పడమర నుంచి తూర్పుకు ఇంకా అన్ని దిశలకు కొనిపోయి అంతర్జాతీయం చేసినారు. [59]

భారతదేశంలో మొగలాయి రాజుల పరిపాలన కాలంలో యునాని వైద్యం అత్యుత్తమ స్థితిలో ఉండినది. అక్బరు మొదలైన మొగలాయి రాజులు అత్యంత ప్రాధాన్యాన్నిచ్చి ఆ వైద్యాన్ని అభివృద్ధి చేయడానికి సర్వ విధాలా తోడ్పడ్డారు. వైద్య చికిత్సాలయాల్ని స్థాపించి ఆ ఔషధాలను వ్యాప్తిలోకి తెచ్చారు. ఆ కాలంలో యునాని వైద్యమే ప్రభుత్వ వైద్యంగా గుర్తించడం జరిగింది.

గోల్కొండ నవాబులు ఆంధ్ర దేశంలో తమ పరిపాలనను ఏర్పరచిన కాలంలో వాళ్ల ప్రాపకాన్ని సంపాదించుకొని చాలామంది యునానీ వైద్యులుండేవారు. తెలంగాణలోనే గాక, రాయలసీమలోను, నెల్లూరులో, గుంటూరు జిల్లా కొండవీడులోను, బెజవాడలోను ఈ వైద్యం చేసే వైద్యులున్నారు. ఆంధ్రదేశంలో కొన్ని యునానీ వైద్యశాలలున్నాయి. హైదరాబాదులో యునానీ వైద్యకళాశాల ఉంది.

మహమ్మదీయుల పరిపాలనా కాలంలో అరబ్బీ భాషలో ఉండే ఈ గ్రంథాలు పార్శీ భాషలోకి అనువదించబడ్డాయి. దాని తర్వాత ఉర్దూ భాషలోకి కొన్ని గ్రంథాలు మాత్రం అనువదించబడ్డాయి. తెలుగువాళ్లకు అరబ్బీ, పార్శీ, ఉర్దూ భాషాజ్ఞానం లేకపోవడంవల్ల, అలాగే మహమ్మదీయులకు ఆంధ్రభాష ప్రావీణ్యం లేకపోవడం వల్ల ఒకప్పుడు భాషజ్ఞానమున్న వైద్యులకు వైద్యానుభవం లేకుండడం, రెండూ ఉన్నా గ్రంథ రచన చేయడానికి సాహసించక పోవడం వల్ల ఈ వైద్యం చాలా వరకు నివురు గప్పిన నిప్పులాగా ఉండిపోయింది. అలాంటి సందర్భంలో రహమతుల్లా బేగ్ సాహెబ్ పండిత పామరులకు అర్థమయ్యే భాషలో

---

[59] వైద్యం – ఆంధ్ర సర్వస్వము సంపాదకుడు మాగంటి బాపినీడు పుట: 265

ఆంధ్రీకరించారు.(60) ఆయుర్వేద పద్ధతిననుసరించి యునాని మతానుసారంగా వ్రాయబడ్డ గ్రంథమిది.

ఈ గ్రంథంలో శరీర అవయవాలను, ఆయా అంగాల్లో జనించే రోగాలను, వాత, పిత్త, శ్లేష్మ, రక్త దోషానుగుణంగా వర్ణింపబడింది. ప్రత్యేకంగా వాటి లక్షణాలు, చికిత్సలు, శస్త్ర విరేచన, వస్తి, వమన మొదలైన కర్మలు ఆయారోగాలు శాంతించే ఉపాయాలు అపథ్యాలు విపులంగా చెప్పబడ్డాయి.

3. యునానివైద్యం – ప్రాశస్త్యం:

యునాని వైద్యం నిరపాయకరమైనది. ఈ మందుల్లో త్వరగా తీక్షణంగా నయంచేసే గుణం తక్కువ కాబట్టి పక్షవాతం, కాలేయం వ్యాధులు మొదలైన దీర్ఘకాలిక వ్యాధులకు ఎంత కాలమైనా వాడవచ్చు. ఇవి చాలా రుచికరంగా ఉంటాయి. కనుక పిల్లలు, పెద్దలు ముసలివాళ్లు అందరూ హాయిగా వీటిని తీసుకోవచ్చు.

నెల్లూరు పట్టణంలో రంగనాయకుల పేటలో అనేక మంది ప్రఖ్యాతి వహించిన హాకీమ్ లు నివసిస్తుండేవారు. కాబట్టి ఆ పేటకు 'యునాన్' అనే మరోపేరు కూడా వచ్చిందట. (61)

యునాని వైద్యంలో 'ముప్పరా' (టానిక్) లు, లేహ్యాలు తయారు చేసి పెద్ద పెద్ద జాడీలలో నిలువ ఉంచేవారు. ఈ మందులు విలువైన వస్తువులతో తయారు చేసినవే అయినా యునాని వైద్యులు ధనికుల నుండి మాత్రం డబ్బు తీసుకుంటూ బీదలకు ఉచితంగా ఇచ్చేవారు.

నెల్లూరు జిల్లాలో కాబూలి హాకీమ్ సాహెబ్ 1910–45 ప్రాంతంలో ఈ వైద్యంలో బాగా కీర్తి గడించారు. ఈ నాటికి కొందరు వీరి మందుల్ని ద్రావకాలను ఇళ్లలో నిల్వ ఉంచుకొని అవసరం వచ్చినపుడు వాడుకొంటూ ఉంటారు. చిన్నపిల్లల వ్యాధులకు హాకీమ్ ఇబదుల్లా సాహెబ్ గారి మాత్రలు ఖ్యాతిలోకి వచ్చాయి. వీరి కుమారుడు డాక్టరు సయ్యద్ సాహెబ్ ఈ కోవలో బాగా కీర్తి గడించి నెల్లూరు పట్టణంలో వైద్యం చేస్తూ ఉన్నారు.

చిత్తూరు శిలాసాహెబ్ (సాయిబు) ఆముదం చుట్టుప్రక్కల గ్రామాల్లో ఇంచుమించు ప్రతి ఇంట్లోను ఉండేది. పిల్లలు పెద్దవాళ్లు కూడా ఆరు నెలలు కొకసారి తప్పనిసరిగా ఆ ఆముదాన్ని విరేచనానికి తీసుకానేవారు.

ఆంధ్రదేశంలోని ప్రతి జిల్లాలోనూ యునాని వైద్యం వ్యాప్తిలో ఉంది. ఆంధ్రప్రదేశ్ లో హైదరాబాదులోని వైద్యాలయమే గాక 68 డిస్పెన్సరీలు (తెలంగాణాలో 60, ఆంధ్రాలో 1) ఉన్నాయి. యునాని వైద్యులు కొల్లలుగా వున్నారు. మొత్తం 91 మంది ఉన్నారని 'దేశీయ వైద్యము

---

⁶⁰. తిబ్బె అక్బర్షాహి అను యునాని వైద్య గ్రంథ రాజము 1931.

⁶¹ డా॥ ఎం.ఎ సలామ్ నెల్లూరు జిల్లాలో యునానీ వైద్యము, విక్రమ సింహపురి మండల సర్వస్వము పుట:681.

– ఆయుర్వేదం(62) అనే వ్యాసం వల్ల తెలుస్తుంది. ఈ వ్యాసం ప్రకారం ఆంధ్రాలో 8 మంది, తెలంగాణాలో 83 మంది అని తెలుస్తున్నది. రాయలసీమలో కూడా యునాని వైద్యులు చాలామంది ఉన్నారు.

తెలుగుదేశంలో 17, 18 శతాబ్దాల్లో హైదరాబాద్ సుల్తానుల పరిపాలన వల్ల కొన్ని పట్టణాలలో ముఖ్యంగా మచిలీపట్నం, రాజమహేంద్రవరం, శ్రీకాకుళం, బనగానపల్లి, కర్నూలు, ఆదోని, కడప, ఉదయగిరి, నెల్లూరు మొదలైన పట్టణాలలో నైజాం ప్రభుత్వోద్యోగులు, సిబ్బంది ప్రబలడంవల్ల యునాని వైద్యం వ్యాప్తిలోకి వచ్చింది. దక్షిణాపథంలో ఆయుర్వేదానికి తెలుగువాళ్లు ఎంత ప్రోత్సాహమిచ్చారో, యునాని వైద్యానికి కూడా తెలుగుదేశంలో అంత ప్రోత్సాహం, ప్రాధాన్యం ఇచ్చారు.(63)

★★★★★★★★★★★★★★★

---

62 ఆరోగ్యం, వైద్యము విజ్ఞాన సర్వస్వము నాల్గవ సంపుటము పుట: 1457

63. డా|| తిరుపతిరెడ్డి, కురుగంటి, తెలుగులో వైద్య విజ్ఞానం తెలుగు వాణి తెలుగు మహాసభల ప్రత్యేక సంచిక   1975.

3.ప్రకృతి వైద్యం

1.ఆరోగ్యం-అనారోగ్యం:

మానవుని జీవనానికి, సుఖ సంతోషాలకు అవసరమైన పదార్థాలు ప్రకృతి కాంత ముద్దు బిడ్డలే. మానవ జీవనం సుఖంగా సాగడానికి ప్రకృతి చాలా సహాయపడుతుంది. అసలు ప్రకృతి మార్గమే ఆరోగ్యకరమైంది కూడా. ఆ మార్గాన్ననుసరించి మన జీవనానికి అవసరమైన ప్రకృతిని నిర్మించి (చెట్లు నాటుకోవడం, గాలి, వెలుతురు, సూర్యరశ్మి సమృద్ధిగా ఉండేటట్లు చూడడం....) సిద్ధం చేసుకున్న పదార్థాలను ఉపయోగించడం వల్ల మానవునికి రోగాలు రావు. అలాంటివారికి వైద్యం కాని, ఔషధం కాని, ఇతరాలు గాని అవసరం లేవు.

ప్రకృతి మార్గమంటే ఏమిటో మనకు వేద కాలం నుంచీ మన పూర్వీకులు నేర్పే ఉన్నారు. అవే ఆరోగ్య సూత్రాలు. వాటిని పాటించిన వాళ్లు సంపూర్ణ ఆరోగ్య జీవితాన్ని అనుభవిస్తారనడంలో అతిశయోక్తి లేదు.

ఆరోగ్య సూత్రాల్ని ప్రతివారూ ఆదరించలేకపోవచ్చు. అలాంటప్పుడు అనారోగ్యమేర్పడి వ్యాధులుత్పన్నమవుతాయి. అంతేగాక దురభ్యాసాలు కూడా రోగాలు రావడానికి కారణాలవుతున్నాయి. ఆకలి, జీర్ణశక్తులను గమనించకుండా వేళపాళా చూడకుండా తినడం రోగాలకు ముఖ్య కారణం. అధిక భోజన ప్రియులు అకాల మరణానికి గురవుతారని వైద్య శాస్త్రాలు చెబుతు న్నాయి. 'ఏ మానవుడు ప్రాణధారణ కోసం మాత్రమే భోం చేస్తాడో వాడు దీర్ఘాయుష్మంతుడవుతాడు.

Eat to live but don't live to eat. (^{64}) అనే జీవితాశయం ఉన్న మహనీయులు స్వల్పాహారాన్ని మాత్రమే తీసుకొంటారు.

అట్లాగే కాఫీ, పొగ త్రాగడం, మద్యాన్ని సేవించడం, సోమరితనం, ముష్టి మైధునం మొదలైన దురభ్యాసాల వల్ల వ్యాధి నిరోధకశక్తి (Vitality) తగ్గడమే గాక వివిధ రోగాలకు పునాది ఏర్పడుతుంది. "These life shortening habits are the foundation upon which serious acute and chronic diseases are developed. Those who

---

^{64} Dr. Lorrand, A Health and Longevity through rational diet.

aspire perfect health and longevity, must stop these leaks of vital force. Conservation of energy is the motto of those who wish live long. "

"A disease is the effort of Nature to eliminate foreign matter from the organism." [65]

శరీరం నుండి బయటకి రోగ పదార్థాన్ని పంపడానికి ప్రకృతి చేసే ప్రయత్నానికే రోగమని పేరు. "It is therefore idle to speak of infection through bacilli in some mysterious manner without the foreign matter in the system. The question is not how to kill the bacilli, but how to remove the cause of fermentation i.e., the foreign matter.? [66]

సూక్ష్మ జీవులే సర్వరోగాలకు మూలకారణాలని ఆంగ్ల వైద్యులు వాటిని చంపడానికి ప్రయత్నిస్తున్నారు. సూక్ష్మ జీవుల వల్ల అంటువ్యాధులు సంభవిస్తాయనడం అర్థరహితం.

"There is only one cause of disease and there is also one disease which shows itself under different forms. We therefore ought not to distinguish between different diseases, but only between different forms of one disease."

వ్యాధులు ఎన్నోరూపాల్లో, కనిపించినా వాటికి అన్యపదార్థం ఒక్కటే కారణం. వ్యాధి శిరస్సులో కలిగినా, గర్భంలో కలిగినా, కాళ్ళుచేతుల్లో కలిగినా రోగమొక్కటే కాని రెండు కాదు. కాబట్టి వాటిని రకరకాల రోగాలుగా గుర్తించరాదు.

దురభ్యాసాలవల్ల, అస్వాభావిక ఆహారంవల్ల శరీరం రోగ పదార్థంతో నిండిపోతుంది. దానివల్ల శరీర అవయవాలు పీడించబడి మలిన పదార్థాల్ని బయటికి పంపడానికి ప్రయత్నిస్తుంది. రోగ పదార్థాన్ని జ్వరంగానో, దగ్గుగానో, కురుపులుగానో, అతిసార రూపంలోనో తొలగించడానికి శరీరం ప్రయత్నిస్తుంది. దానిని బహిష్కరించడానికి తగిన శరీర సామర్థ్యం లేనప్పుడు మరణం సంభవిస్తుంది.

మానవుడు ఎంతకాలం ప్రకృతి సూత్రాలను అనుసరించకుండా భిన్నంగా నడుస్తాడో అంతకాలం వ్యాధుల వల్ల బాధపడవలసి ఉంటుంది అంటారు పాలపర్తి నరసింహారావుగారు. [67]

---

65. నరసింహారావు, పాలపర్తి, దీర్ఘరోగ చికిత్సాసారము–1959, పుట : 24

66. Dr. Luis Kuhne. The New Science of Healing

67 దీర్ఘరోగ చికిత్సాసారము 1959, పుట:24.

2.రోగాలు రకాలు :

ప్రపంచంలో వ్యాధులు రెండు రకాలని ప్రకృతివైద్యుల అభిప్రాయం.

1. తరుణ వ్యాధులు , 2. దీర్ఘవ్యాధులు

1. తరుణ వ్యాధులు: (Acute Disease)

రకరకాల జ్వరాలు, ఆటలమ్మ, మశూచి, కలరా, జలుబు, విరేచనాలు, పుండ్లు, మొదలైనవి తరుణవ్యాధులు. ఇవి చాలా భయంకరంగా, ప్రమాదకరంగా రోగిని బాధించి కొన్ని దినాల్లో ఉపశాంతినిస్తాయి. లేదు గంటలమీద ప్రాణం తీస్తాయి.

2. దీర్ఘవ్యాధులు:

క్షయ, ఉబ్బసం, కుష్టువ్యాధి, పక్షవాతం, హిస్టీరియా, అతి మూత్రం, మధుమేహం, కర్కట ప్రణం మొదలైనవి దీర్ఘవ్యాధులు. రోగిని జీవితాంతం బాధించి విసిగిస్తాయి. వీటిని కర్మవ్యాధులంటారు.[68]

రోగమెప్పుడు శరీరాంతర్భాగంలోనే ఉంటుంది. బాహ్యంగా కన్పించే జ్వరం, కురుపులు, ప్రణాలు మొదలైనవి శరీరంలో రోగముందనడానికి చిహ్నలు. రోగమెలాంటిదైనా, ఏ భాగంలో కనిపించినా శరీరానికంతా చికిత్స చేయాల్సిన ప్రకృతి వైద్య సిద్ధాంతం రోగకారణమైన అన్యపదార్థాన్ని బహిష్కరిస్తే సంపూర్ణమైన ఆరోగ్యం కలుగుతుంది.

3. దీర్ఘరోగాలు – కారణాలు

ఆయుర్వేదం, అల్లోపతి, వైద్య విధానం వల్లనే దీర్ఘరోగాలు సంభవిస్తాయని ప్రకృతి వైద్య చికిత్సకారుల అభిప్రాయం. [69]

మన శరీరంలో ఒక భాగానికి మరొక భాగానికి సంబంధం లేదని మందు వైద్యుల ఊహ. గర్భంలో రోగపదార్థం చేరి పీడిస్తున్నదని తెలియజేయడానికి తలనొప్పి ఒక బాహ్యలక్షణం కానీ ప్రత్యేక రోగం కాదు.

తలనొప్పి వస్తే అమృతాంజనాన్ని మర్దన చేస్తారు. దీనివల్ల బాధ తగ్గుతుంది. అమృతాంజనం తలలో ఉండే నాడీ సమూహాన్ని మొద్దుబారేట్లు చేసి చైతన్యాన్ని తగ్గించి బాధ తెలియకుండా కప్పిపుచ్చుతుంది. కానీ మూలకారణం అలాగే ఉంది. కత్తితో కోసినా, సూదితో పొడిచినా (in operation and injection) బాధ తెలియకుండా స్తంభన కలుగజేసే

---

68 పీఠిక: దీర్ఘరోగ చికిత్సాసారము,1959

69 చూడుము: నరసింహారావు, పాలపర్తి దీర్ఘరోగచికిత్సాసారము, 1959, పుట:25 – 37

విషౌషధాలు ఆంగ్లేయ వైద్యంలో తయారై ఉన్నాయి. ఇలా రోగ లక్షణాలనుత్పత్తిచేసి రోగాన్ని మాన్పడానికి వైద్యుడు ప్రయత్నిస్తున్నాడు. నిద్రరాకుండి. మత్తుపదార్థాలను వాడుతున్నాడు.

శరీరానికి ప్రయోగించే ప్రతి పదార్థం వల్ల రెండు గుణాలు కలుగుతాయి. మొదటిది తాత్కాలికం. రెండవది స్థిరం. ఒకదానికొకటి వ్యతిరేకంగా ఉంటాయి. వీటికి క్రియ ప్రతిక్రియలని (The law of action and reaction) పేరు. పైన చెప్పిన విధానం మొదటి రకానికి చెందింది. తాత్కాలిక ఉపశమనాన్ని చూచి వైద్యుడు, రోగి సంతోషిస్తారు. కాని దానివల్ల ప్రతిక్రియలో కలిగే మార్పుల్ని గమనించడం లేదు. తరుణ వ్యాధుల్లో రోగపదార్థ బహిష్కరణ జరిగేటప్పుడు మంటలు, పొట్లు, వాపులు, వేడి, మొదలైన బాధలు కలుగుతుంటాయి. ఈ బాహ్యలక్షణాలు ఉపాయమైనవని వైద్యులూహించడం వల్ల ధాతుశక్తిని స్తంభింపజేసి రోగలక్షణాలను అదృశ్యం చేయడానికి ప్రయత్నిస్తున్నారు. క్వినైను, జ్వరహరి, బీట్‌నోవాలీ, క్రాసిన్, మెటాసిన్ మొదలైన మందుల్నిస్తున్నారు. వాటి వల్ల ధాతుశక్తి స్తంభించి రోగలక్షణాలు తక్షణమే అణగిపోతాయి. బహిష్కరింపబడడానికి సిద్ధంగా ఉన్న రోగపదార్థాలు తిరిగి శరీరంలో చేరి వివిధ అవయవాల్లో స్థిరపడి కఠినమైన కాలిక రూపాన్ని పొందుతాయి. కొంతకాలమైన పిదప ధాతుశక్తి బలపడి రోగపదార్థాన్ని మరోమార్గంలో వెలుపలికి పంపడానికి ప్రయత్నిస్తుంది. ఇలా ఎన్నో పర్యాయాలు ధాతుశక్తి ప్రయత్నిస్తే అన్నిసార్లు వైద్యులు విషతుల్యమైన ప్రయోగాలతో విఫలం చేస్తున్నారు. పాత మందులు పని చేయలేదని కొత్త మందులు ఉపయోగిస్తున్నారు. దీనికి ప్రకృతి వైద్యులు చెప్పేకారణం చూడండి.

"ఆరంభమున ప్రతి మందు శరీర బలమును స్తంభించివేయును. కాని, క్రమముగానది పట్టుతప్పి పోవుటచే మునపటి కంటే తీవ్రముగా శక్తిని స్తంభనము చేయుటకయి అంతకంటే ఎక్కువ శక్తిగల మందునుపయోగించవలసి యుండును. ఇట్లు పోనుపోను ప్రాణశక్తి మందునుపయోగించవలసి యుండును. కఠినమై, వివిధావయవములలో స్థిరపడును. ఈ అన్య పదార్థము నాడీమండలము నందు స్థిరపడిన పక్షవాతము, ఉన్మాదము, మూర్చ, హిస్టీరియా మొదలగు నాడీ వ్యాధులు, రక్తనాళమునందు చేరిన రక్తపోటు (Blood Pressure) గుండెదడ మొదలైన హృదయ రోగములను, శ్వాసాశయములందు చేరిన క్షయ, ఉబ్బసం, రోగములను, వాయునాళికా దాహము మొదలైనవియు, జీర్ణ,మలకోశములందైన కాలిక, అజీర్ణ మలబంధములను పైత్య, మధురకోశములందైనా బల్లులను, సంధులను జేరిన సంధి వాతమును, జననేంద్రియములందైనా, వంధ్యత్వమును, శిరమునందైనా మతి చాంచల్యము, జ్ఞాపకశక్తి నశించుట, నేత్రకర్ణ వ్యాధులును సంప్రాప్తమగును.[70] ఇవన్నీ స్వాభావికంగా వెలువడే రోగ పదార్థాన్ని అణచివేయడంవల్ల కల్గిన ప్రతిక్రియాఫలితాలు. ఇలా మందులవల్ల

---

[70] నరసింహారావు, పాలపర్తి దీర్ఘరోగచికిత్సాసారము, 1959, పుట : 29

సంక్రమించే ఇతర రోగాల గురించి పాలపర్తి నరశింహారావు గారు చెప్పిన విషయాన్ని గమనించాలి. "నా స్నేహితునికి మలేరియా వచ్చినది. అతడు నాకాప్పుడగుటచే ప్రకృతి వైద్యమాచరించిన రెండు వారములలో సంపూర్ణారోగ్యము గలుగుని హితవు చెప్పితిని. ఉపాధ్యాయ వృత్తియందున్న ఆ రోగికి నా సలహా నచ్చక 'బాట్లీవాలా' తెప్పించి త్రాగినాడు. 105 డిగ్రీల జ్వరము 3 రోజులలో నార్మలుకు వచ్చినది. అత్యద్భుతముగా పనిచేసినదని సంతోషించి పథ్యము పుచ్చుకుని స్కూలుకు వెళ్లినాడు. మరుసటి వారములో ముందు కంటే తీవ్ర రూపములో దాల్చి మరల జ్వరము ప్రారంభమైనది. ఈ సారి 'పాలుడ్రిన్' పుచ్చుకానగా 6 రోజులలో జ్వరమాగినది. పదిరోజుల తర్వాత ఆపాదమస్తకము నీరు (Dropsy) నంజు జూపినది. దీనికి సుమారు 40 ఇంజక్షనులు తీసుకున్నాడు. నెల రోజులకు నీరు తగ్గినట్లే తగ్గి, శ్వేతధాతు మేహము సంప్రాప్తించినది. దీనికి ఆయుర్వేదౌషధములు పుచ్చుకానగా ఇప్పుడు తెలియకుండా మాత్రము పోవుచున్నది. దినమునకు 20 సార్లు మూత్రవిసర్జన, అమితాకలి, మలబద్దకము, నీరసము మొదలగు దీర్ఘ సంకటము లేర్పడి బాధపడుచున్నాడు'. క్షయ, ఉబ్బసం, మధుమేహంలాంటి దీర్ఘవ్యాధులకు కారణం అన్యపదార్థాన్ని బయట వెదలనీయక మందులద్వారా అడ్డుకోవడమేనని తెలుస్తున్నది. అట్లాగే ఆపరేషన్, రేడియం, ఎక్స్‌రేలు కూడా అపాయకరమైనవి. వీరి ఉద్దేశం తరుణ వ్యాధుల నివారణకు వాడే నిర్జీవమైన ఈ లోహాలు ధాతుశక్తిని క్షీణింపజేసి దీర్ఘరోగాలకు కారణాలవుతున్నాయి.

3. ప్రకృతి – ప్రకృతి వైద్యం – నిర్వచనం

మానవుడు పుట్టింది మొదలుకొని గిట్టెంతవరకు హృదయకోశం (Heart) క్షణమైనా విశ్రాంతి లేకుండా పని చేస్తుండడాన్ని గ్రహించవచ్చు. ఏ మహాశక్తి వల్ల అది సాధ్యమవుతున్నదో దానికి మానవుడు 'దైవశక్తి' అని పేరు పెట్టుకున్నాడు. ఆ శక్తి 'ప్రకృతి' అనబడే భూమి, నీరు, అగ్ని, వాయు, ఆకాశాలలో ఇమిడి ఉండి సర్వదా మనలో ప్రవేశిస్తున్నది. అందువల్ల శాస్త్రజ్ఞులు ఆ దైవ శక్తికి 'ప్రకృతి' (Nature) అని పేరు పెట్టారు. దీనిని ప్రాణ శక్తి, చైతన్య శక్తి, నాడీశక్తి, ఆంగ్లంలో Vitality అని రకరకాల పేర్లతో వివిధ వైద్యసంప్రదాయాల వాళ్లు పిలుస్తారు.

మానవునికి తెలియకుండ శరీరం ఎలా పెరిగి పెద్దదవుతున్నదో, తిన్న ఆహారం జీర్ణమై ఎలా రక్తం, మాంసం మొదలైన ధాతువులుగా మారుతున్నదో, శరీరేతర పదార్థాలు ఎలా బహిష్కరించబడుతున్నాయో, కరచుకోవడంవల్ల, పొడుచుకోవడంవల్ల పశుపక్ష్యాదులకు తగిలే గాయాలు ఎలాంటి వైద్యసహాయం లేకుండా నివారించబడుతున్నాయో ఊహిస్తే అదంతా ప్రకృతి మహిమే అని బోధపడకపోదు. సమస్త ప్రాణులకు సంబంధించిన రోగాలు ఎలాంటి మందులతో నిమిత్తం లేకుండా ప్రకృతే నివారిస్తుంది. అలా నివారింపబడడాన్నే ప్రకృతి వైద్యం అంటారు.

"ప్రకృతి చికిత్స అనగా మందుల యొక్కయు, ఇంజక్షనుల యొక్కయు, ఇతర కృత్రిమ వస్తువుల యొక్కయు సహాయము లేకుండా పంచ మహో భూతముల యొక్క సహాయముతోనే (ఆకాశము, సూర్యరశ్మి, గాలి, నీరు, మట్టి) ఒక వ్యక్తి శరీరంలో ఉన్న రోగమును, రోగలక్షణములను తెలిసికొని, కుదిర్చి, తిరిగి ఆ వ్యక్తిని ఆరోగ్యవంతునిగా చేయుట, పంచ మహో భూతములను అవసరము కొలది శాస్త్రీయ పద్ధతిలో వినియోగించుకొని ఆరోగ్యమును పొందుటయే ప్రకృతి చికిత్స."(71)

దుర వ్యసనాలవల్ల, అస్వాభావికాహారం వల్ల, రసవిషగంథక పాషాణాది ప్రయోగాల వల్ల, శస్త్ర చికిత్స వల్ల స్తంభించి క్షీణించిపోయిన ప్రాణశక్తిని యధాస్థితికి తెచ్చుకోవడానికి మన జీవిత విధానాన్ని సంపూర్ణంగా మార్చుకొని సదాచారాలను, సదభ్యాసాలను అలవరచుకోవడాన్నే 'ప్రకృతి వైద్యం' లేదా 'దైవ చికిత్స'(72) అంటారు.

"Nature –cure is the complete revolution in the art and science of living, it is a system of man– building in harmony with the constructive principle in nature on the physical, mental, moral and spiritual plans of being."73

4. ప్రకృతి వైద్యం – పుట్టుక:

ప్రకృతి వైద్యానికి మూల పురుషుడు డాక్టర్ కూనె (క్రీ.శ. 1844–1907) (Dr. Louis Kuhne) ఇతడు చాలా కాలం రోగాలతో బాధపడి ఎన్నో వైద్య విధానాలను ఆచరించి ఫలితం లేక నిరాశ చెందాడు. " మానవుల్లాగా పశుపక్ష్యాదులు ఎందువల్ల దుర్భర వ్యాధులతో బాధపడడం లేదు? ఒక వేళ చిన్న జబ్బులు వచ్చినా అవి ఎలా వాటికవే నివారింపబడుతున్నాయి?" అనే సంశయం అతనికి కల్గింది. ఆ రహస్యాన్ని తెలుసుకోవడానికి ఎంతో ఉత్సాహంతో ప్రకృతిని పరిశీలించడం మొదలు పెట్టాడు. ఒకరోజు తన ఇంట్లో ఎలుకల బాధ పడలేక గరిశ క్రింద ఒక కత్తెర బోనును అమర్చాడు. వాళ్ళ పెంపుడు పిల్లి ఆ బోనులో ఆహారపదార్థం ఉండడాన్ని చూసి కాలుతో తీసుకోవడానికి ప్రయత్నించగా కాలు కత్తెరలో పడి నలిగిపోయింది. కూనె గారు చూచి దానిని తప్పించారు. దాని ఎముక విరిగింది. నడవడానికి వీల్లేనంత పెద్దగాయమేర్పడింది. విరిగిన భాగం వ్రేలాడసాగింది. ఆ గాయం ఎలా మానుతుందో,

---

71ప్రకృతి చికిత్స – సంగ్రహాంధ్ర విజ్ఞానకోశము, 6వ సంపుటము, పుట:125,

72నరసింహారావు, పాలపర్తి దీర్ఘరోగచికిత్సాసారము, 1959, పుట :40

73 Lindalahr, Henry, Philosophy of Natural Thereapeutics Volume1.

విరిగిన కాలుయథాస్థితికి ఏ విధంగా వస్తుందో, పిల్లి ఎలాంటి చికిత్స చేసుకుంటుందో తెలుసుకోవాలనే ఆసక్తితో కూనెగారు దీనిని సూక్ష్మపరిశీలన చేయడం మొదలుపెట్టారు.

పిల్లి చల్లని ప్రదేశంలో విశ్రాంతి తీసుకోవడం, విరిగిన భాగాన్ని తడినేలకానించి పడుకోవడం, అప్పుడప్పుడు గాయాన్ని నాలుకతో నాకడం, ఆహారం కోసం ప్రయత్నించకుండా సంపూర్ణంగా ఉపవాసం చేయడం, నీళ్లు మాత్రం తాగడాన్ని కూనెగారు గమనించారు. పదిరోజులు గడిచింది. పిల్లి చిక్కిశల్యమైంది. ఆహారం లేక మాడిపోతున్న ఆ పిల్లి తప్పకుండా చచ్చిపోతుందని నిశ్చయించి గిన్నెడు పాలు దాని ముందుంచారు. కాని పిల్లి పాలను వాసనైనా చూడలేదు. నిరాహారిగా మళ్లీ నాలుగురోజులు గడిచింది. అప్పటికి విరిగిన భాగం అతుక్కొని మామూలుగా నడవగలిగింది.

కూనె గారు ఇది చూచి ఆశ్చర్యంతో ఆనంద పరవశులయినారు. సమస్త ప్రాణుల్లోను దైవశక్తి ఉందనిపించి, అదే రోగనివారణకు ఆధారమని, ఉపవాసం వల్ల ప్రాణశక్తి అంతా గాయంపైన కేంద్రీకృతమవడంవల్ల గాయం త్వరగా నయమైందని గ్రహించి తన జీవిత విధానాన్ని సంపూర్ణంగా మార్చుకొన్నాడు. పశుపక్ష్యాదుల్లాగా అపక్వ పదార్థాలను భుజించడం, ఎండలో స్వేచ్చగా చన్నీళ్లలో స్నానం చేయడం, ఉపవాసముండడం మొదలైన ప్రకృతి చికిత్సా విధానాలవల్ల కొద్దిరోజుల్లోనే సంపూర్ణ ఆరోగ్యవంతుడయ్యాడు. వైద్య విజ్ఞానం ఇన్ని తీరులుగా వ్యాప్తి చెందడానికి పశుపక్ష్యాదులే మార్గదర్శకాలనిపిస్తుంది.(74) "ది న్యూ సైన్స్ ఆఫ్ హీలింగ్ (The new science of healing) అనే గ్రంథాన్ని రాశాడు. అదే ప్రకృతి వైద్య చికిత్సా పద్ధతికి మూలాధార రూపమైన గ్రంథం. ("Cure is the Nature's readjustment of the organism from abnormal to normal conditions and functions. This is established by the economy of vital force, through stoppage of all leaks (such as fasting, relaxation, proper rest, sleep etc...")

5. ప్రకృతి వైద్య రోగ నిదానం

శరీరంలోని అన్యపదార్థం గురుత్వ నియమాలకు (The law of Gravitation) లోబడుతుండడం వల్ల తరచు ఏ వైపు పడుకోబెట్టిందో కాంతసేపటికి పడుకోబెట్టిన వైపు బురద చేరి ఉండడాన్ని గమనించవచ్చు. అలాగే శరీరంలోని అన్యపదార్థం కూడా మానవుడి ఏ వైపున పడుకోనే అలవాటుంటే ఆ వైపుకు దిగిపోతుంది. పరిశుద్ధ రక్తమున్న మానవునిలో ఈ భేదం

---

74 క్రీ.పూ. 2500 లో ధాబ్ అనే వ్యక్తి ఒక పక్షి తన ముక్కుతో నీళ్లను గుద స్థానములో ప్రవేశపెట్టి మలవిసర్జనమును చేయుటను చూచి ఎనిమా పద్ధతిని కనిపెట్టాడట. 'ప్రకృతి చికిత్స' (సంగ్రహ ఆంధ్ర విజ్ఞానకోశము. సంపుటము 6వ పుట:129.

కన్పించదు. ఇలా చేరిన అన్యపదార్థం ముందు ఆ భాగంలో నిండిన తర్వాత రెండవ భాగానికి ప్రసరిస్తుంది.

అన్యపదార్థం ముందు భాగంలో చేరితే పురోభారమని (Front encumbrance) వెనకవైపు చేరితే పృష్ణ భారమని (back encumbrance) కుడి లేక ఎడమ చేరితే పార్శ్వ భారమని (side encumbrance) అన్ని వైపుల చేరితే మిశ్రమ భారమని (Asided encumbrance) అని అంటారు.

ఇలా చేరిన అన్య పదార్థాలు ఏయే భాగాల్లో చేరితే ఆయా భాగాల్లో దుర్భర వ్యాధుల్ని కలుగజేస్తాయి.

ప్రకృతి వైద్యంలో రోగ నిర్ణయం కొరకు వైద్యులు రెండు పద్ధతుల్ని అవలంబిస్తారు.

1.ముఖవైఖరి విద్య (The science of facial expression)

2.కనీసికా నిదానం (Irdiagnosis)

1. ముఖ వైఖరీ విద్య: (The science of facial expression)

రోగి ముఖం, రొమ్ము, వెన్నెముక మొదలైన భాగాల్ని మాత్రం శోధించి రోగ నిర్ణయం చేయడాన్ని ముఖవైఖరి విద్య అంటారు. సాముద్రిక శాస్త్రజ్ఞుడు అరచేతిని చూచి జీవిత చరిత్రను చెప్పగలిగినట్లు ముఖవైఖరీ విద్యా ప్రవీణుడు రోగి ముఖాన్ని పరీక్షించి అతడు వెనుక ఏ బాధలతో పీడిస్తున్నది, ముందు ఎలాంటి రోగాలు రావడానికి వీలున్నది పూసగ్రుచ్చినట్లు చెప్పగలడు.

2. కనీసికా నిదానం (Irdiagnosis)

కంటిలో మధ్యలో ఉండే నల్లచుక్క గాకుండా చుట్టూ ఉండే నల్లటి గుడ్డుకు కనీసిక (Iris) అని పేరు. దానిలోని రంగు భేదం వల్ల, గీరలు, మచ్చలవల్ల రోగాన్ని గుర్తించడాన్ని కనీసిక నిదానం అంటారు. స్త్రీ పురుషుల కనీసికలు నీలంగా గాని, గోధుమ వర్ణంగా గాని, మధ్యస్థంగా గాని ఉండి గీరలు, మచ్చలు లేకుండా స్వచ్చంగా ఉండేవారి శరీరం ఆరోగ్యంగాను, ధాతుశక్తి పుష్కలంగాను ఉన్నదని అర్థం. కనీసిక చిక్కు గీతలతో నల్లగా ఉంటే దేహమంతా రోగవంతమైందని భావం.

కనీసికలో శరీరంలోని ప్రతి అవయవానికి ప్రతినిధి ప్రదేశాలున్నాయి. అన్యపదార్థం శరీరంలో ఏ భాగంలో నిలిచి ఉంటే దానికి ప్రతినిధి అయిన కనీసికలో మచ్చలు, గీరలు కన్పించి ఫలానా అవయవంలో అన్యపదార్థం చేరి పీడిస్తుందని స్పష్టంగా నిర్ణయించడానికి చాలా వీలవుతుంది. ఈ విధంగా రోగనిర్ణయం చేయడానికి చాలా అనుభవం కావాలి.

6. తరుణ వ్యాధులు – ప్రకృతి వైద్యం

తరుణ వ్యాధుల్నే స్వాస్థ్య సంకటాలు (Vigorous Applications) అని కూడా అంటారు. స్వాస్థ్యమంటే ఆరోగ్యం. సంకటమంటే బాధ. స్వాస్థ్య సంకటాలంటే చికిత్సా దినాల్లో సంభవించే సంకటాలు. స్వాభావికమైన చికిత్సలు 4,5 వారాలు జరిగేటప్పటికి బహిరవయవాలు బలపడతాయి. ఘనీభవించిన రోగపదార్థం కరిగి బహిష్కరింపబడడానికి సిద్ధమవుతుంది. ఈ సమయంలో విరేచనాలు, గజ్జి, కురుపులు, పుండ్లు, దగ్గు, జ్వరం, వాంతులు మొదలైన వాటిలో ఒకటి, రెండు సంకటాలు కలిగి రోగపదార్థం బయల్పడుతుందని, స్వాస్థ్య సంకటాలు రాకుంటే సంపూర్ణారోగ్యం కలగదని పురాతన ప్రకృతి చికిత్సకుల అభిప్రాయం. ఆధునిక ప్రకృతి చికిత్సలకు స్వాస్థ్య సంకటాలు కలుగకూడదని తీవ్ర విధానాల (Vigorous Application) నివ్వడం వల్ల శరీరం భరించలేక ప్రతిక్రియ అణచి వేయబడి సంకటాలు కలుగుతాయని , అవి స్వాస్థ్యం కోసం ఉత్పత్తి అయ్యేవి కావని, రోగి ప్రతిక్రియాశక్తిని బట్టి చికిత్సలు నిర్ణయిస్తే సంకటాలు రావని, రానక్కర లేదని ఒకవేళ వస్తే చికిత్సా విధానాలు (Prescriptions) అనుకూలంగా లేవని గ్రహించాలంటారు.'

"Crises are the result of too violent measures or of strong measures employed for too great a length of time. Slight symptoms of general systemic disturbance, as malaise accompanied by indigestion, headache, weakness and other indication recognized by the water cure doctors of the last century as beginning of a crises, should not be regarded as unfavorable, but, on the contrary, as affording positive evidence that the treatment is sufficiently vigorous

in character to induce pronounced systemic efficient.   The symptoms should not be encouraged, however but should rather be checked by some modification of the prescription, such as has been already suggested and the patient may be encouraged that he will soon be able to realize that he is making rapid strides towards health"[75]

---

[75] . Dr. Louis Kuhne "The new science of healing; Dr. Henry Lindlahr 'practice of Natural Therapeutics' & Natural Method of Healing', Dr. Trall 'Hydropathic encyclopedia'. Dr. Kellong. Rational Hydrotheraphy. Pages:385 386

ప్రాచీన ప్రకృతి వైద్యుల సిద్ధాంతాల కంటే కెల్లాగ్ ఆధునిక వైద్యుల సిద్ధాంతాలే శాస్త్రయుక్తమైనవని పాలపర్తి నరసింహరావుగారి అభిప్రాయం. [76]

స్నానమెంత దీర్ఘకాలం చేస్తే అంత మంచిదని, దినానికెన్నిసార్లు స్నానం చేస్తే అంత గుణవంతమని అనుకుంటారు. చికిత్స అంటే గంటల తరబడి నీటిలో నానడం, ఎండలో ఎండబెట్టడం కాదు. చికిత్స ఎంత నెమ్మదిగా జరిగితే ఫలితమంత గొప్పగా ఉంటుంది. రోగ నివారణ అవడం కాకపోవడమన్నది తరుణ రోగాలు వచ్చినపుడు ఆచరించే చికిత్స మీదే ఆధారపడి ఉంటుంది. ఆ సమయంలో కఠినమైన ఉపవాసాలు చేయడం, పండ్లరసం తీసుకోవడం మంచిది. తాత్కాలిక బాధల్ని చూచి రోగం తిరగబెట్టిందని భయపడకూడదు. ఎన్ని దినాలున్నా నిరుత్సాహ పడకూడదు. క్రింది నివారణ పద్ధతుల్ని ఉపయోగించడం మంచింది. తీవ్రంగా జ్వరం వస్తే రోజుకు మూడుసార్లు చన్నీటిలో "షాలో బాత్"[77] చేయాలి. జ్వరం సామాన్యంగా ఉన్నపుడు శరీరంలోని ఓ ప్రక్క భాగాన్ని చన్నీటితో తడిపి అరచేతిలో మర్దన చేయాలి. లేకుంటే నులివెచ్చని నీటిలో కంఠస్నానం గాని, శరీరస్నానం గాని చేయాలి. నీళ్ళు ఎక్కువగా తాగాలి. ఉదయం సాయంకాలం ఎనిమా చేయాలి.

చలి జ్వరం:

ఇది తగ్గడానికి వేడినీళ్ళు త్రాగాలి. రబ్బరు సంచిలోని వేడినీళ్ళతో పొత్తికడుపు పైన, వెన్నెముక పైన కాపడం ఇవ్వాలి. చలి పూర్తిగా తగ్గిన తర్వాత షాలోబాత్ చేయాలి. చన్నీళ్ళ స్నానానికి భయపడేవాళ్ళు 20 నిమిషాలు సమశీతోష్ణ సర్వాంగ తొట్టి స్నానం చేయాలి. జ్వరం ఉన్న రోజు కఠినంగా ఉపవాసముండాలి. జ్వరం రాని రోజు నారింజ రసం పుచ్చుకోవచ్చు. కొబ్బరి, అరటి, మామిడి మొదలైన వాటిని తినకూడదు. ధారాళంగా నిమ్మరసం తాగాలి. రెండూ పూటలా ఎనిమా చేయాలి.

నీళ్ళవిరేచనాలు – బంక విరేచనాలు

పొత్తికడుపుకు ముందు వెనక 10 నిమిషాలు కాపడమిచ్చి, 'తడికట్టు'[78] కట్టి మూడు

---

76. దీర్ఘరోగ చికిత్సాసారము, 1959, పుట: 175.

77. తొట్టిలో 2,3 బిందెల నీళ్ళుపోసి రోగి దిగంబరంగా పాదాలు సహితం నీటిలో ఉండేటట్లు తొట్టిలో కూర్చొని తుండుగుడ్డ నీళ్ళలో ముంచి పిండకుండా మొదట తల ముఖం, మెడ మర్దన చేయాలి. క్రమంగా ఛాతి, కటి ప్రదేశం, వీపు, చేతులు, కాళ్ళు మర్దన చేయాలి. ఈ స్నానాన్ని 5 నుంచి 10 నిమిషాల్లో పూర్తి చేయాలి. రోగి బలంగా ఉండి తనంతట తాను చేయగల్గినపుడే ఈ స్నానం చేయాలి.

78. బలాన్ని కోరే ప్రత్యేక అవయవంపైన తడిగుడ్డను చుట్టి దీనిపైన మంచి స్లానలు గుడ్డ చుట్టడం.

గంటలుంచాలి. రెండూ పూటలు ఎనిమా, రెండుపూటలు కాపడం కట్లు కట్టాలి. శరీరమంతా తడిబట్టతో మర్దన చేయాలి. కఠినమైన ఉపవాసం మంచిది. చేయలేని వాళ్లు నారింజరసం కొద్దిగా తీసుకోవచ్చు.

దగ్గు :

చాతికి ముందువెనక కాపడం చేసి, 'తడికట్టు' కట్టి మూడు గంటలుంచాలి. కట్టు కట్టుకొని నిద్రపోవచ్చు. దగ్గు బాధాకరంగా ఉన్నప్పుడు కొద్దికొద్దిగా వేడినీళ్లు తాగాలి. శరీర మర్దన మంచిది.

జలుబు :

ముఖానికి ఆవిరి పట్టాలి. పది నిమిషాలు వేడి నీటిలో సర్వాంగ స్నానం చేసి వెంటనే తడిబట్టతో శరీరమంతా మర్దన చేయాలి.

చర్మవ్యాధులకు :

సమశీతోష్ణ సర్వాంగ తొట్టిస్నానాలు(79) 20 నిమిషాల చొప్పున రెండుసార్లు చేయాలి.

వ్రణాలకు :

సౌమ్యంగా ఆవిరి పట్టిగాని, కాపడం చేసి గాని మట్టి పట్టీలు వేయాలి. పట్టీ ఆరగానే కొత్త పట్టీలు వేయాలి. పుండ్లు తేలడానికి పిండికట్లు కట్టాలి.

లుకోరియా, గనేరియా

సమశీతోష్ణ కటి స్నానాలు 30 నిమిషాల చొప్పున రెండుసార్లు చేయాలి. 'భగవస్తి' (Vaginal Irrigation) చేయాలి.

చెమటలు

శీతలోదక స్నానాలు చేయకూడదు. సమ శీతలమైన నీటితో 2,3 కంఠస్నానాలు చేసి శరీరాన్ని శుభ్రపరచుకోవాలి.

---

79 5,6 బిందెల చన్నీళ్లు, 3 బిందెల వేడి నీళ్లు తొట్టిలో పోసి కలియబెట్టి 98 ఎఫ్ ఉండేట్లు చేసుకొని కంఠం వరకు తొట్టిలో ఏటవాలుగా ఊరికే పడుకోవాలి. ఆ స్నానం అరగంట చేయాలి. గదుల్లో చేస్తే మంచిది.

మూర్ఛ, హిస్టీరియా:

సమశీతోష్ణ సర్వాంగ తొట్టిస్నానాలు దినానికి 2 సార్లు చేయాలి.

కీళ్ళ నొప్పులు:

ప్రతి కీలు దగ్గర కాపడమిచ్చి తడికట్లు కట్టాలి.

శూలకు:

భరించగల వేడినీళ్ళలో ఎనిమా, [80] వేడినీళ్ళ కటి స్నానాలుగాని, పొత్తి కడుపుకు కాపడం కాని చేసి తడికట్టు కట్టాలి.

7. దీర్ఘవ్యాధులు – ప్రకృతి వైద్యం:

రక్తం, మాంసం మొదలైన ధాతువుల్లో స్థిరపడి బాధిస్తున్న రోగ పదార్థాన్ని బహిష్కరించడానికి శరీరానికి సామర్థ్యం లేకపోవడమే దీర్ఘరోగం. దీర్ఘకాల రోగాలకు ప్రకృతినాశ్రయించడం (Return to Nature) తప్ప వేరే మార్గం లేదని ప్రకృతి వైద్యుల నమ్మకం.

8. ప్రకృతి వైద్యం – రోగ నివారణ పద్ధతులు

ప్రకృతి వైద్యులు రోగ నివారణ చేయడం కోసం పాటించే పద్ధతులు ఇవి:

1. భోజన విధానం

2. జలచికిత్సా విధానం

3. ఆతపస్నాన విధానం

4. వర్ణ వైద్య విధానం

5. వ్యాయామ – మర్దన చికిత్సా విధానం

6. వాయు చికిత్సా (ప్రాణాయామం) విధానం

7. ఉపవాస విధానం

---

80. స్త్రీయోని ద్వారాన్ని గర్భకోశాన్ని ప్రక్షాళన చేసే విధానాన్ని భగవస్తి అంటారు. దీన్ని ఎనిమా సహాయంతో చేయవచ్చు. 6 అంగుళాలతో పొడవు, కొద్దిగా లావు, వంకరగా ఉండి చివరి భాగంలో 4,5 రంధ్రాలున్న గొట్టాన్ని తీసుకొని నులకమంచంపై వెల్లకిల పడుకొని గొట్టాన్ని యోనిలో చొప్పించాలి. ఎనిమా డబ్బాను రోగి పడుకొనే మంచానికి 3 అడుగుల ఎత్తులో తగిలించాలి. యోనిలో నీళ్ళు నిలవక వెంటనే తిరిగి వస్తాయి కాబట్టి దొబ్బ్లో చేయడం మంచిది. డబ్బాలో నీళ్ళు అయిపోయిన వెంటనే నీళ్ళు పోయాలి.

1.భోజన విధానం:

మానవ దేహం ఎన్నో లక్షల సూక్ష్మాణువులతో (cells) నిర్మించబడి ఉంది. ఇవి కంటికి కన్పించనంత సూక్ష్మాలైనా మానవునిలాగా భోంచేయగలవు, తాగగలవు, పెరగగలవు. వ్యర్థ పదార్థాన్ని బహిష్కరించగలవు. జీర్ణక్రియ, బహిష్కరణ మొదలైన పనుల్ని ఈ సూక్ష్మాణువులు నెరవేరుస్తుంటాయి. కాబట్టి ఈ అణువులు దేనికది ఆరోగ్యంగా ఉంటే దేహం ఆరోగ్యంగా ఉంటుంది. కాని దీర్ఘరోగి శరీరంలోని రక్తబిందువు విషపూరితమై ధాతుశక్తి స్తంభింపబడి ఉండడంవల్ల, రోగపదార్థం రక్తనాళాల్ని, నాడీ మండలాన్ని ఆటంక పరచడం వల్ల సూక్ష్మాణువులు ఆహారపానీయాలను గ్రహించలేవు. ఆరోగ్యానికి సూక్ష్మాణువులే ముఖ్యకారణం. అన్యపదార్థం వల్ల సూక్ష్మాణువులు కృశిస్తాయి. దీనివల్ల, రోగాలేర్పడతాయి. అలాంటప్పుడు....

1. ప్రాణ శక్తిని హరించే దురభ్యాసాలను, విషవస్తువులను రస, విష, గంధకి పాషాణాలను జీవితాంతం వదిలిపెట్టాలి.

2. అస్వాభావిక జీవనం వల్ల రక్తంలో లోపించిన ప్రధాన ద్రవాన్ని ప్రాకృత జీవనం వల్ల పూర్తి చేయాలి.

3. చన్నీటి స్నానాలు, ఆతపస్నానాలు, సూర్యనమస్కారాలు, యోగాసనాలు, ప్రాణాయామం, ప్రార్థన, స్వాభావికమైన బలవర్ధక విధానాలతో సాధ్యమైనంత జీవశక్తిని పెంపొందించుకోవాలి.

4. వస్తికర్మ, స్వేదకర్మ, వామన కర్మ, ఉపవాసాలు మొదలైన వాటి ద్వారా శరీరంలో చైతన్యాన్ని తీసుకొచ్చి రోగ పదార్థాన్ని మల,మూత్ర, స్వేద బిందువుల రూపంలో బహిష్కరించాలి.

5. కొత్తగా రోగపదార్థం చేరకుండా ఆహార విహారాల్లో జాగ్రత్త తీసుకోవాలి.

పంచభూతాల్లో (⁸¹) మొదటిది భూమి. దీనికి సంబంధించింది మనం తినే ఆహారం. జీర్ణశక్తి ఎంత స్వాభావికంగా ఉంటే శరీర పోషణ అంత సమగ్రంగా జరుగుతుంది. చికిత్సకు ప్రథమ సూత్రం ఆహార పదార్థాలను నిర్ణయించుకోవడం.

పదార్థాలను పక్వం చేయడం వల్ల వాటిలోని ప్రధాన ద్రవ్యాలు నశిస్తాయి. మరబియ్యం, పచ్చళ్ళు, మసాలా ద్రవ్యాలు, మాంసం, గుడ్లు ,చేపలు మొదలైన నిర్జీవ పదార్థాలను, పూర్తిగా వదిలిపెట్టాలి.

జీవితాంతం పక్వమైన శాక,ఫల భోజనాల్ని చేసేవారికి ఆయురారోగ్యాలకు లోటుండదు. అవి తినకుంటే బ్రతక లేమనుకొనేవాళ్ళు ఆరోగ్యం కుదుటపడే వరకైనా శాకఫల భోజనాల్ని

---

⁸¹ భూమి, బలం, తేజస్సు, వాయువు మరియు ఆకాశం.

చేయాలి. శరీరపోషణకు ఆవశ్యకమైన ప్రధాన ద్రవ్యాలు అపక్వ భోజనం వల్ల లభిస్తాయి. పండ్లు, కాయలు, కూరలు, దుంపలు స్వాభావికంగా రుచిని కలిగి ఉండడం వల్ల వాటిని పక్వం చేయనక్కరలేదు.

అపక్వాలను, కూరలను, పండ్లను భుజించడం వల్ల వ్యయమయ్యే ధాతుశక్తి 100కి 25 పాళ్ళు జీర్ణక్రియకు, 75 భాగాలు బహిష్కరణకు ఉపయోగ పడుతుంది. ఫలశాకాలు దీర్ఘరోగి ప్రేవుల్లో ప్రవేశించినప్పటి నుండి చక్కని ఔషధాల్లాగా పనిచేస్తాయి.

"When rapid sterilization of the alimentary canal is required, an exclusive fruit dietary is the best course. Fruits consist chiefly of water, with a small amount of thoroughly digested search, in the form of fruit sugar, Fruit juices are most suitable for almost all cases of sickness. They contain choice nutriments in form needing no digestion, ready for immediate absorption and assimilation. Orange juice or juice of grapes or other sweet and sub– acid fruit is an ideal

nourishment for the sick.[82]

సమస్త రోగాలు అపక్వ భోజనం వల్ల అంటే ఆయాదేశాల్లో, ఆయా ఋతువుల్లో లభించే పండ్లను, కాయలను, కూరలను, దుంపలను వండకుండా యథాతథంగా తింటే రోగ పదార్థం విమోచనమై ఆరోగ్యం కలుగుతుంది.

1. పండ్లు : నిమ్మకాయల్లోని (Limes or Lemons) పుల్లని రసం క్రిముల్ని సంహరించి రక్తశుద్ధి చేయడంలో అమోఘంగా పనిచేస్తుంది. స్థూల శరీరం ఉన్నవారు, నంజురోగులు, పైత్యరోగాలకు నారింజపండ్లు (Organges) మంచివి. వీటిలో పోషక శక్తి ఎక్కువ. వేడిని తగ్గించి అలసటను పోగొట్టడంలో వీటికి సాటిలేవు. పనస పండ్లు ఎంత తియ్యగా ఉంటాయో అంత పోషక శక్తి కలిగి ఉంటాయి. బత్తాయి, కమల, ద్రాక్షపండ్లు అజీర్ణం, క్షయ, పాండురోగాల్ని పోగొట్టి రక్తాన్ని వృద్ధి చేస్తాయి. పుచ్చపండ్లు (కరుబుజా) (Watermelon) అతి మాత్రం, మధుమేహ రోగాలకు చాలా మంచివి. టమాటో పండ్లలో మంచి విటమినులు ఉన్నాయి. దోసపండ్లు (Cucumber) జీర్ణ శక్తిని కలుగజేస్తాయి. సీతాఫలం, రామఫలాలను తింటే మలేరియా వస్తుందని భయపడతారు. అస్వాభావిక జీవనం వల్ల మలేరియా వస్తుంది కాని వీటివల్ల కాదు. సమస్త రోగులకు మంచి ఆహారమిది. సపోటా పండ్లను అజీర్ణ రోగులు కూడా తినవచ్చు. వీటిలో పోషకశక్తి ఎక్కువ. రక్తాన్ని వృద్ధి చేస్తాయి. మామిడిపండ్లు (Mango)

---

[82] Dr. J.H. Kellogg. The new dietetics.

దివ్యమైన ఆహారం. వీటిలో రసాలు శ్రేష్ఠమైనవి. పురాణ జ్వరరోగులు తప్ప గర్భిణీ స్త్రీలు, ముసలివాళ్ళు సహితం తినదగ్గవి. ఇట్లే బొప్పాయి (Papaya) సీమరేగు, Apple, బేరిపండ్లు, (Berries), అనాస (Pinapple) మరియు అరటిపండ్లు (Banana) అన్ని మంచి పోషకశక్తిని కలిగి ఉన్నాయి.

కొబ్బరికాయలు కఠినమైన ఆహారం కనుక అజీర్ణ వ్యాధి ఉన్నవాళ్ళకు పనికిరావు. లేత కొబ్బరినీళ్ళు సమస్తరోగులు కోరినన్ని తాగవచ్చు.

పెద్దద్రాక్ష, కిస్మిస్, ఖర్జూరం, అంజూర్, జిల్డర్ మొదలైన ఎండిన పండ్లలో (Dried Fruits) అమూల్యమైన ఖనిజ లవణాలు, పోషక పదార్థాలు ఉన్నాయి.

వేరుశనగ, బాదం, పిస్తా, అక్రోట్, జీడిపప్పు మొదలైన పెంకుగల కాయలు (Nuts) కఠినంగా ఉండడంవల్ల జీర్ణశక్తి లేనివాళ్ళకు పనికిరావు.

చెరుకు (Sugar cane) పండ్లంత శ్రేష్ఠమైంది కాదు. వేడి చేస్తుంది. క్షయ, అతిమాత్ర, మధుమేహ రోగులకు పనికిరాదు. అజీర్ణరోగులకు మంచిది.

తేనె ఎన్నో వృక్షజాతుల నుంచి తయారయ్యే మకరందం. దివ్యమైన ఆహారం. లవణాలు, జీవాణువులు పుష్కలంగా ఉన్నాయి. రక్తాన్ని శుద్ధి చేస్తుంది. శుష్కించిన రోగులు పండ్లరసంతో కలిపి తీసుకుంటే మంచిది. పక్షవాతం, నాడీదౌర్బల్యం ఉన్నవాళ్ళకు చాలా మంచి ఆహారం.

జీడిమామిడి, దానిమ్మ, జామ, అత్తి, నేరేడు, వెలగ, రేగు, పుల్లరేగు, ఈతపండ్లు, పాలపండ్లు, టేకుపండ్లు, మొదలైనవి మనుషులు తినదగినవన్నీ నిర్భయంగా తినవచ్చు. వీటితో ఆకలి తీరకపోవచ్చు గాని తినడం వల్ల నష్టం కలుగదు.

2. శాకాలు

కూరగాయలు కూడా మానవ సహజాహార పదార్థాలే. పండ్లతో సమానంగా తినదగినవి. పండ్లలాగా రుచిలేకపోవచ్చు. పండ్లను కొనలేని వాళ్ళు కాయగూరలను తినడాన్ని అభ్యాసం చేయవచ్చు. దానివల్ల సంపూర్ణమైన ఆరోగ్యం సిద్ధిస్తుంది. కాని ఇవి పండ్లలాగా సులభంగా జీర్ణంకావు. అందుకని అజీర్ణరోగులకు పనికిరావు.

తినదగిన కూరలు

ఆనబ (సొర), బీర, పొట్ల, దోస, పుచ్చ, టమేట, దొండ, గుమ్మడి, బూడిద గుమ్మడి, బెండ, చిలగడ దుంప మొదలైన వాటిని వండకుండా తినవచ్చు. వీటిని మామిడి ముక్కలలోగాని, దోస, టమేటా ముక్కలలో గాని కలుపుకొని తింటే కష్టమనిపించదు. ఆకు కూరలు పచ్చివి తినలేరు కాబట్టి మూడు పాళ్ళు కాయగూరల్లో ఒక పాలు ఆకుకూరను కలిపి వండి తినవచ్చు.

తినదగ్గ ఆకుకూరలు:

తోటకూర, పాలకూర, బచ్చలి, పొన్నగంటి, చింతచిగురు, చుక్కకు, చేమకూర వగైరాలు. గోంగూర, మునగాకుల్లో వేడి చేసేగుణం ఉంది. కాయ, ఆకుకూరలను ఉడికించే పద్ధతి:

మట్టికుండలో గాని, రాతి చిప్పలోగాని వండడం శ్రేష్ఠం. బొగ్గుల కుంపటి పై సన్నని సెగ మీద వండడం మంచిది. కూర ముక్కల్లో ఎక్కువ నీళ్ళు పోయకూడదు. సారాన్ని వంచి పారబోయరాదు. అది కూరలోనే ఇగిరి పోవాలి. ఆ సారాన్ని వేరుచేసి శుష్మించిన వాళ్ళు, అజీర్ణ రోగులు తాగవచ్చు. కూరలో ఉప్పుగాని, కారంగాని, మసాలా ద్రవ్యాలు గాని చేర్చకూడదు. సువాసన కోసం కరివేపాకు, కొత్తిమీర వేసుకోవచ్చు. రుచికోసం నిమ్మరసం పిండుకోవచ్చు.

3. పాలు

మనుషులకు శాకాహారమే స్వాభావికం. పాలు జంతు సంబంధమైనవి. ఆవులు, మేకలు, సహజ జీవనాన్ని గడపడంవల్ల పాలలో మానవ శరీరానికి కావలసిన ద్రవ్యాలుండడం వల్ల పాలను ఆహార పదార్థాల్లో చేర్చారు. పాలలో మంచి పోషక పదార్థాలున్నాయి. పిండిన వెంటనే పచ్చిపాలను తాగడం శ్రేష్ఠం. పాలు తాగిన వెంటనే పండ్లు తినరాదు. పండ్లు తిన్న వెంటనే పాలు తాగరాదు. పాలకు బదులు మజ్జిగ తీసుకోవచ్చు.

4. గోధుమరొట్టె (Bread)

విసురు రాతిలో వేసి విసిరిన పిండి మంచిది. గోధుమల్ని తడిపి ఆరబోసి విసరరాదు. దీనివల్ల సారం పోతుంది. గోధుమలపై పొట్టు తీయరాదు. అది సుఖవిరేచనానికి సహాయ పడుతుంది. క్షయరోగులు, అతిమూత్ర ,మధుమేహ రోగులు, శుష్మించి విపరీతమైన ఆకలితో బాధ పడేవాళ్ళు ,తూకం పెరగవలసిన వాళ్ళు రొట్టె తినవచ్చు. అజీర్ణ రోగులు రొట్టె తినరాదు. దంతాలు లేనివాళ్ళు పచ్చిగోధుమపిండి తినవచ్చు. అందులో బెల్లంగాని, చక్కెరగాని చేర్చరాదు. ద్రాక్ష, ఖర్జూరాలపొడి, అరటిపండ్లు, పిండిలో కలుపుకోవచ్చు. జావకాసి త్రాగినా మంచిది.

5. మొక్క ధాన్యాలు

పొట్టు తీయని ముడి ధాన్యాలను 12 గంటలు నీళ్ళలో నానబెట్టి 12 గంటలు తడిబట్టలో గాని, బట్టలోగాని ఉంచితే మొలకలు వస్తాయి. గోధమలు మొలకెత్తడానికి 36 గంటలు పడుతుంది. ఈ మొలకలే ప్రాణబీజాలు. ఇది పుష్టిగల ఆహారం, ఆలస్యంగా జీర్ణమవుతుంది. గోధుమలు, శనగలు, పెసలు, మినుములు, అలసందలు,(బొబ్బర్లు) నువ్వులు, బఠాణీలు

మొదలైన వాటిలో ఇష్టమైనవాటిని నానబెట్టి తినవచ్చు. 6 మాసాల నుండి 12 మాసాలవరకు చికిత్స పొందవలసిన కుష్టు, బొల్లి, మేహరోగులు జీవితాంతం అపక్వాహారం తినాలనుకున్న వాళ్లు, కాయకష్టం చేసేవాళ్లు తినవచ్చు. కొబ్బరితో కలిపి తింటే చాలా రుచిగా ఉంటుంది. 3 భాగాల గోధుమల్లో ,ఒక భాగం ఏమైనా పప్పులు కలిపి తినాలి. పప్పు ధాన్యం ఎక్కువైతే అపాన వాయువులు ఎక్కువవుతాయి.

2. జల చికిత్సా విధానం (Hydrotheraphy)

ఇది రోగ విమోచన కోసం చేసే ఒక పద్ధతి. ప్రాణశక్తిని అభివృద్ధి చేసి, బహిష్కరావయవాలకు చైతన్యాన్ని కల్గించి, వాటి పనులను అవి చురుగ్గా నిర్వర్తింపజేసేట్లు ఆరోగ్యం చేకూరుతుంది. దీనికి జలచికిత్స, ఆతపస్నానం, పర్ణ వైద్యం, వ్యాయామ – మర్దన చికిత్సలు, ప్రాణాయామం, ఉపవాసం, వస్తికర్మ మొదలైనవి ప్రకృతి చికిత్సా విధానాలు.

శీతలం, ఉష్ణం, కాంతి, వర్ణం, విద్యుచ్చక్తి, మశ్శక్తి (మనశ్శక్తి) మొదలైనవి ప్రకృతిలోని సునిశితమైన శక్తులు (Finer forces of Nature). ఇవి ప్రాణ శక్తికి రూపాంతారాలు. శీతోష్ణాలను జలం ద్వారా శరీరానికి ప్రయోగించి అంతర అవయవాలకు చైతన్యాన్ని కల్గించడం, అంటే ప్రాణ శక్తిని అభివృద్ధి చేయడాన్ని 'జలచికిత్స' అంటారు.

జలం పంచభూతల్లో ఒకటి. ప్రాణ, పోషణాధికాల్లో ఇది కూడా ఒకటి. ప్రాణ వాయువుల సమ్మేళనమే జలం. మన శరీరంలో ప్రవహించే రక్తంలో నాల్గింట మూడు భాగాలు నీళ్లే. పదార్థాలను కరిగించే శక్తి నీటికుంది. ఆహార సారాన్ని ప్రతి సూక్ష్మాణువుకు అందించడానికి జలమే వాహనం (Media). ఇది మాలిన్యాన్ని కరిగించి స్వేదం, మూత్ర రూపాల్లో బహిష్కరిస్తుంది. నీటికి ఉష్ణాకర్షణశక్తి (Specific heat) ఉష్ణవాహక శక్తి (Condition) అధికంగా ఉండడంవల్ల శరీరానికి వేడినివ్వడానికి గొప్ప సామర్థ్యముంది . ఇది ఘన, వాయు రూపాన్ని కూడా పొందగలగడం వల్ల దీనిని ముందుగా, ఆవిరిగా కూడా ఉపయోగించుకోవచ్చు. శీతోష్ణస్థితిని సులభంగా మార్చుకోవచ్చు. ఇలాంటి లక్షణాలు ఉండడంవల్ల సునిశితాలైన శీతోష్ణాలను ఉపయోగించుకోవడానికి జలం ఉత్తమమైన సాధనం.

శీతలం విద్యుచ్చక్తికి మరోపేరు. చల్లని నీరు శరీరానికి తగిలిన వెంటనే విద్యుచ్చక్తి రక్తంలోని నీటి బిందువులను విభజించి ప్రాణ జల వాయువులను వేరు చేస్తుంది. స్నానానికి పూర్వం ఒక రక్తబిందువులో చూడదగిన ఎర్రకణాల కంటే స్నానం తర్వాత రెండు మూడు రెట్లు ఎక్కువ చూడగలం.

ప్రకృతిలోని పశుపక్ష్యాదులు వాటి కటి ప్రదేశాలకు, జననేంద్రియాలకు, ఆసనాలకు చల్లని నీళ్ళు కానీ, బురదగానీ తగిలే విధంగా చల్లని తేమ నేలల్లోను, బురదలోను పడుకోవడాన్ని చూడవచ్చు.

యోగ సాంప్రదాయాన్ని బట్టి శరీరంలో 6 నాడీకేంద్రాలు (Nerve Centres) ఉన్నాయి. నీటివల్ల నాడీ మండలం చల్లబడి ధాతుశక్తి ఎక్కువ రోగ పదార్థ విమోచనకు సహాయం చేస్తుంది. [83]

ఈ మూలశక్తిని ఆధారం చేసుకొని ప్రకృతి వైద్య ప్రముఖులు సమయోచిత చికిత్సా విధానాలను నిర్ణయించారు. [84]

జలం యొక్క శీతోష్ణ పరిమాణంలో (Temperatures) శీతలం, సమ శీతలం, ఉష్ణం అనే మూడు భాగాలున్నాయి. అతి శీతలం నందు నీరు చికిత్సకు అంత ప్రయోజనకరమైంది కాదు. శీతల, సమశీతల, ఉష్ణోదకాలను శరీరంపైప్ ప్రయోగించడానికి 1. ధారాస్నానాలు (Douches) 2. తొట్టిస్నానాలు (Tub Baths), 3. తడికట్లు (packs), అని మూడు పద్ధతులున్నాయి.

నీటి యొక్క శీతోష్ణాలననుసరించి 1). బలవర్ధకాలు, 2) ఉపశమనకారాలు మరియు 3) శోధన క్రియలని చికిత్సా విధానాలు మూడు తరగతులు.

1. బలవర్ధకాలు

ప్రాణశక్తిని అభివృద్ధి చేసి బలహీన అంతరావయవాలకు వికాసాన్ని కల్గించే విధానాలివి. ఇవి మొత్తం పది ఉన్నాయి.

1. సర్వాంగ శీతలోదక మర్దనం (Cold Friction Bath)

ఈ పద్ధతికి ఒక గిన్నెడు చల్లనీరు, గరుకైన ఒక తుండుగుడ్డ కావాలి. కుండలో నిల్వ ఉంచిన నీళ్ళు శ్రేష్ఠం. గుడ్డను చన్నీళ్ళలో తడిపి దానితో శరీరావయవాలను తోమాలి. మొదట తలతో ప్రారంభించాలి. రోగి స్త్రీ అయితే తల తడపడానికి వీల్లేని పక్షంలో ముఖాన్ని, కంఠాన్ని మాత్రం తోమాలి. క్రింది నుండి పైకి, పై నుండి క్రిందికి, ఎడమ నుండి కుడికి, కుడి నుండి ఎడమకు

---

[83] శీతలోదకంతో ఇలాంటి మహత్తర శక్తులుండటబట్టే మన పెద్దలు పుణ్యం పేరుతో కార్తిక, మాఘస్నానాలు చేసే సంప్రదాయాన్ని కల్పించారు.

[84] . Dr. Henry Lindlahr – Practice of National therapeutics. Dr. Kellogg – Rational Hydrotherapy Dr. Kilz – Natural Method of Healing. Dr. Trail – Hydropathic Encyclopedia. 58

గుండ్రంగా మర్దన చేయాలి. తర్వాత తేమను పొడిబట్టతో తుడిచి మరొక భాగానికి చికిత్స చేయాలి.

బలవర్ధక విధానాల్లో ఇది మిక్కిలి సాధ్యమైంది. దుర్భలులకు అనుకూలమైంది. సమస్త క్షీణరోగాలకు అంటే నాడీ వ్యధ, రక్త క్షయ, పాండు, క్షయ, అతిమాత్రం, నిద్రలేకపోవడం, దీర్ఘ మలేరియా, ఉబ్బసం, పక్షవాతం, త్రాగుడు, నల్లమందు, గంజాయి మొదలైన దురాచారాల వల్ల కలిగే హృదయ దౌర్బల్యం మొదలైన వాటికి ఈ విధానం యుక్తమైంది. ఈ రోగులకు దినానికి రెండు సార్లు మర్దన చేయవచ్చు. పక్షవాత రోగులు ఈ మర్దన చికిత్స వల్ల లేచి తిరగగలరు. జబ్బుకు వెన్నెముకకు కాపడమిచ్చి వెంటనే తడిబట్టతో మర్దన చేయాలి. శరీరంపై పుండ్లు, కురుపులు, గాయాలున్నప్పుడు ఈ విధానం పనికిరాదు.

2. లింగ స్నానం (Friction Sitz-bath)

తొట్టిలో 8 అంగులాల ఎత్తున ముక్కాలి పీట వేయాలి. దానిపై 2 అంగులాలు నీళ్ళుండేట్లు చల్లనీటితో నింపాలి. రోగి దిగంబరిగా పీటమీద కూర్చోవాలి. పిరుదులు మాత్రం తడుస్తాయి. కుడి చేత్తో ఒక రుమాలు పట్టుకొని నీటిలో ఉన్న లింగాగ్ర చర్మాన్ని ప్రక్షాళన చేయాలి. చర్మంలోని మెత్తని భాగాన్ని (Glans Peris) తోమరాదు.

స్త్రీలు యోని ముఖాన్ని పొత్తి కడుపు నుండి క్రిందికి తుడవాలి.

నాడీ వ్యాధులకు ఇది ఎంతో ఉపయుక్తమైంది. జననేంద్రియంలో ఉన్న నాడీ కేంద్రానికి శీతలోపచారం చేయడం వల్ల నాడీ మండలానికి శైత్య గుణం వ్యాపిస్తుంది. చెట్టుకు నీళ్ళు పోయడం లాంటిదీ పద్ధతి. 10-15 నిమిషాలు చేయాలి.

3. కటిస్నానం (Hip-bath)

తొట్టిలో 5,6 బిందెల చల్లనీళ్ళు పోయాలి. రోగి దిగంబరై తొట్టిలో కూర్చోవాలి. పీటనొకదానిని వేసుకొని పాదాలు తడియకుండా ఆ పీటపై నుంచోవాలి. నీరు నాభివరకుంటే చాలు. ఖద్దరు తుండు గుడ్డతో కటి ప్రదేశానికి గజ్జలను, తొడలను కుడినుండి ఎడమకు, ఎడమనుండి కుడికి తోముతూ ఉండాలి. ఈ మర్దనవల్ల వేగంగా ప్రతిక్రియ జరుగుతుంది.

బలహీనులు, సన్నబడ్డవారు ఈ స్నానాన్ని 5 నిమిషాలతో ప్రారంభించి పది, పదహైదు నిమిషాల వరకు చేయాలి. ఇది మొదటి రెండు విధానాల కంటే కాస్త తీవ్రమైంది. స్త్రీ, పురుషులిద్దరికి ఈ పద్ధతి సమానం. నీరెంత చల్లగా ఉంటే అంత తక్కువ కాలం చేయాలి. ప్రతిక్రియ కలిగి చలి తగ్గేదాక కంబళి కప్పుకొని పడుకోవాలి. శక్తికొద్ది వాళ్ళు వ్యాయామం చేయాలి.

అజీర్ణం, మలబద్ద రోగులు, అతిమూత్ర, రక్తక్షయ, పాండు రోగులు, వీర్య పుష్టిలేనివారు, గొడ్రాండ్లు – సమస్త రోగులు కటిస్నానం చేయాలి.

శ్వాసాశయ రోగులు ఛాతి (Chest) నీటిలో మునిగేట్లు ఏటవాలుగా పడుకొని కటి ప్రదేశంతోపాటు ఛాతీని కూడా తోముకోవాలి.

పసిబిడ్డలకు తొట్టిలేకనే కాళ్ళ మీద పడుకోబెట్టుకొని ఈ స్నానం చేయించవచ్చు.

4. పర్యాయ కటి స్నానం (Alternate Hip – bath)

దీనికి రెండు తొట్లు కావాలి. ఒక తొట్టిని భరించగల వేడి నీటితోను 106 ఎ ఎఫ్. –110 ఎ.ఎఫ్, రెండవ దాన్ని చన్నీటితోను నింపాలి. కటి స్నానంలాగే రోగి వేడినీటి తొట్టిలో నిమిషం – శీతలోదకంలో ఒక నిమిషం కూర్చొని ఇలా పది నిమిషాలు చేయాలి. కటి ప్రదేశాన్ని గుడ్డతో తోమనక్కరలేదు. ఊరికే కూర్చోవాలి. ఈ స్నానం వేడినీటితో ప్రారంభించి చన్నీటితో ముగించాలి.

వేడి నీటి వల్ల గర్భంలోని రక్తనాళాలు వ్యాకోచాన్ని (Expansion) పొంది చన్నీటివల్ల సంకోచాన్ని (Contraction) పొందుతాయి. ఇలా వెంట వెంటనే జరగడం వల్ల మొద్దుబారి మాంద్యంగా ఉండే అవయవాల్లోకి రక్తం చురుగ్గా ప్రవేశించి చైతన్యాన్ని కలిగిస్తుంది.

లివర్, జలోదరం, ఋతుశూల, బహిష్ఠు సరిగా కాకుండడం, చచ్చు, గ్లీటు గనేరియా వల్ల మూత్ర ద్వారం సన్నబడి మూత్రం బొట్టుగా వెలువడడం మొదలైన వ్యాధులకు ఈ విధానం చాలా మంచిది.

5. షాలోబాత్ (Shallow–bath)

ఈ స్నాన పద్ధతి సర్వాంగ శీతలోదక మర్దన స్నానం లాంటిదే. అది బలహీనులకైతే, ఇది బలవంతులకు. స్థూల శరీరమున్న వాళ్ళకు ప్రయోజనకరం. తొట్టిలో 2,3 బిందెల నీళ్ళు పోసి రోగి దిగంబరిగా పాదాలు సహితం నీటిలో ఉండేట్లు కూర్చోవాలి. ముతక తుండు గుడ్డను నీటిలో ముంచి తలమొదలు కటి ప్రదేశం వరకు మర్దన చేయాలి. తుండు గుడ్డను మాటిమాటికి నీళ్ళలో ముంచుతూ ఉండాలి. పిండనక్కర్లేదు.

ఈ స్నానం 5 నుంచి పది నిముషాల వరకు చేయాలి. చలిపుట్టిన తక్షణమే లేచి తుడుచుకొని వ్యాయమం చేయాలి. రోగి బలాఢ్యుడై తనంతట తాను చేయగలిగినప్పుడే ఈ స్నానం చేయాలి.

రక్తక్షయ, పాండురోగాలు, చలి భరించలేనివాళ్ళు 5 నిముషాలు వేడి నీటి కంఠస్నానం చేసి వెంటనే షాలోబాత్ చేయాలి.

6. అభ్యంగన స్నానం (Oil- bath)

దీర్ఘ రోగులకు సాధారణంగా చర్మం బిరుసెక్కి మొద్దుబారి, రోమ రంధ్రాలు పూడిపోయి ధారాళంగా చెమట పోసే స్వభావం తగ్గి ఉంటుంది. అలాంటి వారికి చర్మాన్ని మామూలు స్థితికి తీసుకురావడానికి ఈ స్నానం అవసరం.[85]

తలకు వంటాముదాన్ని గాని, కొబ్బరి నూనెగాని, నువ్వుల నూనెగాని, ఆలివ్ ఆయిల్గని, వెన్న పూసగాని, 15 నిమిషాలు మర్దన చేయాలి. తరువాత "నలుగు"[86] పెట్టుకోవాలి. నలుగు పిండితో నీరు పోసి గట్టిగా నలిపిచేయాలి. సీకాయ రసంతో తోముకొని స్నానం చేయాలి. నూనె జిడ్డు పోవడానికి వేడినీళ్ళతో చేసి, చివర బిందెడు చన్నీళ్ళు పోసుకొని తుడుచుకోవాలి.

దీనివల్ల రక్తం సమస్త రక్తనాళాల్లోకి ధారాళంగా ప్రవహిస్తుంది. చర్మం మృదువై రోమకూపాలు శుభ్రపడతాయి. రక్తం శుభ్రపడుతుంది. నాడుల్లోని ఉద్రేకం తగ్గుతుంది. ఉష్ణం తగ్గుతుంది. శరీరావయవాలకు బలం కలుగుతుంది. క్షయ రోగాలు, పురాణ జ్వర రోగులు, ఎండు రోగులు అభ్యంగన స్నానం ప్రతిరోజు చేయడం మంచిది. తక్కినవాళ్ళు రోజు మార్చి రోజు చేయవచ్చు.

7. ధార స్నానం (Colod Douche)

ధారగా, జల్లుగా శరీరావయవాలపై పడే నీటిధారలకు ధారాస్నానమని పేరు. ధార యొక్క వేగం (Force) వల్ల, తాకిడి (Pressure) వల్ల ప్రతిక్రియ కలుగుతుంది. విద్యుచ్ఛక్తి సహాయంతో ఈ స్నానం చేయవచ్చు. అలాంటి అవకాశం లేనివాళ్ళు రెండుమూడు గజాల ఎత్తు నుండి చన్నీళ్ళు ధారగా పడడానికి ఏర్పాటు చేసుకోవాలి. రోగి ధార క్రింద కూర్చొని ఒక్కొక్క అవయవం మీద పడేట్లు చూడాలి. శరీరాన్ని తోమనవసరంలేదు. 3,4 నిమిషాలు చాలు. నీరెంత చల్లగా ఉంటే అంత శ్రేష్ఠం. ఈ స్నానం బలహీనులకు పనికిరాదు. వర్షధార క్రింద స్నానం చేస్తే ఇంకా మంచిది.

8 వివిధ స్నానాలు

నదుల్లో ఈత గొట్టడం, సముద్ర స్నానం బలవర్ధకాలే. శీతలోదక స్నానానికి వ్యాయమం సహాయకారే కాబట్టి ఈత బలం ఉన్న వాళ్ళకు శ్రేష్ఠమైంది. కానీ గంటల కొద్దీ నీటిలో నానకూడదు. సముద్రంలో అలల తాకిడివల్ల విద్యుత్తు ప్రవహించి ప్రతి క్రియ వేగంగా కలుగుతుంది. ఉప్పునీళ్ళు చర్మవ్యాధులకు దివ్యమైనఔషధం. ఈ స్నానం పది నిమిషాల కంటే ఎక్కువ సేపు చేయకూడదు.

---

[85] పాశ్చాత్యులు ఈ చికిత్సనే (Massage) పేరుతో చేస్తున్నారు.

[86] అర్ధశేరు పెసలులో 8వ వంతు వరి బియ్యం కలిపి ఎండించి విసురురాతిలో మెత్తగా విసిరిన పిండి.

9 తడికట్టు (Packs) చెస్ట్ పాక్ (Chest pack) గర్భ కుహరానికి తడికట్టు (abdominal pack) తడికట్లు.

పది అంగులాల పొడవు, 2 1/2 గజాల పొడవు ఉన్న తడిగుడ్డను ప్రత్యేక అవయవంపై చుట్టి దానిపై ప్లానలు గుడ్డను చుట్టాలి.

శ్వాసకోశం, హృదయకోశం, జీర్ణకోశం, మలకోశం, నేత్రకోశం, మూత్రపిండం, మూత్రాశయం మొదలైనవిఏవైనా బలహీనంగా ఉండి ప్రత్యేక చికిత్స అవసరమైనపుడు తడికట్టు కట్టాలి.

చెస్ట్ పాక్ (Chest-pack) : ముతక ఖద్దరు గుడ్డను కుండనీళ్లలో తడిపి గట్టిగా పిండి చంకలకు దిగువ హృదయకుహరం చుట్టూ 2 పొరలుండేట్లు చుట్టాలి. ఉచ్ఛ్వాస, నిశ్వాసాలకు ఏమాత్రం ఆటంకం కలగరాదు. 3 గజాల పొడవున్న ప్లానలు గుడ్డను (Woolen Cloth) తడిగుడ్డపై రెండుమూడు పొరలు వచ్చేట్లు చుట్టి జారిపోకుండా జాగ్రత్తపడాలి. ఈ కట్టును రాత్రి ఫలభోజనమైన తరువాత కట్టుకొని పడుకోవచ్చు. 3,4 గంటల తరువాత కట్టును తీసివేయాలి. దీనివల్ల హృదయకుహరంలోకి రక్తప్రసారం ఎక్కువవుతుంది. కట్టు లోపల వేడివల్ల రోమకూపాలు వికసించి స్వేదరూపంలో బహిష్కరించ బడతాయి. కట్టు విప్పిన తరువాత తడిగుడ్డను వాసన చూస్తే అసహ్యంగా కంపు గొట్టడాన్ని గమనించవచ్చు. కట్టు విప్పగానే ఆ భాగమంతా శుభ్రంగా కడగాలి. గుడ్డను ఏరోజుకారోజు ఉతికి ఎండలో ఆరేయాలి. ప్లానలు గుడ్డను ఉతకక్కరలేదు. ఎండలో ఆరవేస్తే చాలు. ఈ కట్టును ప్రతి రోజుగాని, రెండురోజుల కొకసారి గాని కట్టవచ్చు. ఈ కట్టు ఉండగా తొట్టి స్నానం చేయకూడదు. యథాతథంగా తొడుక్కొని పనులు చేసుకోవచ్చు.క్షయ, ఉబ్బసం, దాహం, హృదయ దౌర్బల్యం మొదలైన జబ్బులకిది ఉత్తమమైన విధానం.

గర్భకుహరానికి తడికట్లు (Abdominal packs)

జీర్ణకోశంగాని, పైత్యకోశంగాని, చిన్నపెద్ద ప్రేవులు గాని, మూత్రపిండం, మూత్రాశయం గాని ప్రత్యేక చికిత్సను కోరినపుడు గర్భకుహరం చుట్టూ ఈ కట్టుకట్టాలి. ఇది అజీర్ణ, మలబద్ద రోగాలకు మూత్రపిండ ,మూత్రాశయ రోగాలకు, లివర్, స్కిన్ రోగాలకు ఉత్తమమైంది.

10. 'టీ' ప్యాక్ (Tpack)

ఇది 'టి' ఆకారంలో ఉంటుంది. కాబట్టి దానికీ పేరు వచ్చింది. 'టీ' ఆకారంలో ఉన్న గుడ్డను చన్నీటిలో తడిపి గట్టిగా పిండి చేతులతో పట్టుకొని ఆనేట్లు బిగించి సూదులు గుచ్చాలి. ఈ గుడ్డలో ఈ పొరల్లో 9 అంగుళాల వెడల్పుండాలి. పొడవు ఎవరికి వారు నిర్ణయించుకోవచ్చు.

అదే విధంగా 2 పొరల్లో అంతకంటే అరంగులం వెడల్పు ఎక్కువగా ఉన్న ప్లానలు గుడ్డను తడికట్టుపై బిగించాలి. పడుకానే ముందు కట్టుకొని శుభ్రంగా తుడవాలి. కట్టుకు ఉపయోగించే గుడ్డ ప్లానలు ఉన్నిదైతే మంచిది. తడి ఆరిపోతే ఫలితముండదు.

ఇది నపుంసకులకు, గొడ్రాండ్లకు, ఋతుదోషాలున్న వాళ్లకు, లుకోరియా, గనేరియా, గ్లీట్ మొదలైన వ్యాధులతో బాధపడేవారికి ఉపయోగపడుతుంది. కీళ్లనొప్పులున్న వాళ్లు ప్రతి కీలుకు వేడినీటి కాపడమిచ్చి ఈకట్టు కట్టి 3,4 గంటల తర్వాత విప్పి తడికట్టుతో తుడిచి నెమ్మదిగా మర్దన చేయాలి.

11. బురదస్నానం మట్టికట్టు (Mud baths and Mud packs)

నదిలో గాని, చెరువులో గాని దొరికే ఒండ్రుమట్టిశ్రేష్ఠం, మట్టివాసన లేకుండా శుభ్రంగా ఉండాలి. దీనిని శరీరానికి రాసుకొని 15 నిమిషాలు ఎండలో ఆరనిచ్చి స్నానం చేయాలి. ఇది చర్మ వ్యాధులకు శ్రేష్ఠమైంది. వారానికి రెండుసార్లు చాలు. బలాఢ్యులు మాత్రం చేయాలి.

ఒండ్రు మట్టిని మందంగా గుడ్డకు రాసి గాయాల మీద, కురుపుల మీద అంటిస్తే త్వరగా నివారింపబడతాయి. మట్టి ఆరిపోకముందే దాన్ని తీసివేసి కొత్తపట్టీ వేస్తుండాలి. గర్భాశయ, జీర్ణాశయాలకు ముందు కాపడమిచ్చి తరువాత మట్టిపట్టీ వేయాలి.

మూత్రం జారీ కానప్పుడు మూత్ర పిండ, మూత్రాశయాలకు పైభాగంలో గాని, వెనుకభాగంలో గాని మట్టికట్లు కట్టాలి. మలబద్దకం ఉన్న వాళ్లు కటి ప్రదేశంపై మట్టిపట్టీలు వేసుకోవాలి. దీనివల్ల ప్రేవులు బలపడతాయి.

కళ్లకు మట్టికట్లు :   ఈ కట్లవల్ల నేత్రదోషాలు నివారణ అవుతాయి. తడిమట్టి గుడ్డలో వేసి నీరంతా కారిపోయేట్లు పిండాలి. ఆ మట్టితో రూపాయి పరిమాణంలో రెండు బిళ్లలను తయారుచేసి, వాటిని శుభ్రమైన రెండు వేరు వేరు బట్టల్లో మట్టి కంటికంటకుండా రెండు కళ్ళమీద బిళ్లల్ని పెట్టుకొని ఒక ప్లానలు గుడ్డతో కట్టు కట్టుకొని నిద్రపోవాలి. 3,4 గంటల తరువాత కట్లు విప్పి కళ్లను శుభ్రంగా కడగాలి.

3. ఆతపస్నానం విధానం (Sun- bath)

'ఆతపం' అంటే ఎండ. ఎండనిచ్చే సూర్యుడు మనకు ప్రత్యేక దైవం. సూర్యకాంతి లేకుండా ఏ జీవి బ్రతకజాలదు. ఎండలో పనిచేసి కార్మికులు బలంగా ఎలాంటి రోగాలు లేకుండా ఆరోగ్యంగా ఉండగలుగుతున్నారు. సూర్యకిరణం ప్రసారం వల్ల ప్రపంచమంతా చైతన్యవంతం, శక్తివంతం అవుతున్నది.

ఆతపంలో కాంతి, వేడి, వర్ణం (Lihgt, Heat and Colour) అనే మూడు సునిశితమైన శక్తులు ఇమిడి ఉన్నాయి. ఈ శక్తులు ఆకర్షించి మాలిన్య శోధనం, చేసుకోవడమే ఆతపస్నానం. దీనివల్ల సూర్యకిరణాలు శరీరంలోకి జొచ్చుకానిపోయి, లోపలి భాగాలకు ప్రాణాన్నిస్తాయి. మాలిన్యం స్వేద రూపంలో బయటికి పోయి రక్తం శుద్ది అవుతుంది. రోగ సంబంధమైన సూక్ష్మజీవులు వేడివల్ల నశిస్తాయి.

1. ఆతపస్నానం చేసే పద్ధతి

వాయు ప్రసారం లేకుండా, చెట్లక్రింద పనికిరాదు. తీవ్రంగా ఎండతగిలే పరిశుభ్రమైన ప్రదేశంలో మంచంకాని, చాపకాని వేసి జమకాణంపై రెండు మూడు అరిటాకుల్ని పరచి దిగంబరంగా పాదాలను చేర్చి చేతుల్ని ప్రక్కలకానించి నిటారుగా, వెల్లకిలా పడుకోవాలి. మళ్ళీ శరీరంపై అరటి ఆకులను కప్పించుకోవాలి. ముఖంపై ఆకుల్ని కప్పుకోవడానికి ఇష్టపడని వాళ్ళు గొడుగును ఎండ తగలకుండా ముఖానికి అడ్డంగా అమర్చుకోవచ్చు.

రోగిస్నానం చేయడానికి ముందు కాస్త మంచినీళ్ళు త్రాగాలి. గాలిసోకని స్థలాల్లో, వేగంగా చెమట పట్టే స్థలంలో స్నానం చేయడం మంచిది.

పచ్చి ఆకుల్లో నీళ్ళుంటాయి. శరీరానికి నీటితో కూడిన వేడి తగలడం వల్ల చర్మానికి వికాసం కలిగి స్వేదరంధ్రాలు వికసించి మాలిన్య శోధనకు మార్గమేర్పడుతుంది. ఆకుల్లోని తడి, ఎండలోని వేడి కలిస్తే చర్మం వికసిస్తుంది. ఆకులతో కప్పుకుంటే సూటిగా ఎండ తగిలి చర్మం బిగిసిపోయి అన్యపదార్థం ఆరిపోతుంది. ఏ రకమైన ఆకులు దొరకనివారు రెండు దుప్పట్లను తడిపి పిండి, క్రిందొకటి పరచుకాని, పైనొకటి కప్పుకోవాలి. దానిపై కంబలి గాని, శాలువ గాని, రగ్గు గాని కప్పుకోవాలి. పచ్చిఆకులతో చేసే ఆతపస్నానాలే శ్రేష్ఠమైనవి.

ఉదయం 7,8 గంటల మధ్య పండ్లరసం తాగి 10–11 గంటల మధ్య ఆతపస్నానం చేయాలి. ఆతపస్నానం ముగిసిన వెంటనే స్నానం చేయరాదు. కొంతసేపుండి స్నానం చేసి అరగంట తరువాత భోంచేయాలి.

2. ఆతపస్నానం – రకాలు

ఆతపస్నానం తీవ్ర ఆతపస్నానం (Sweating Sun baths) సౌమ్య ఆతపస్నానం (Mild sunbath) అని రెండు రకాలు.

1. తీవ్ర ఆతపస్నానం (Sweating Sun baths)

చెమట పట్టడానికి అరటాకులు కప్పుకొని చేసే స్నానమిది. ఇది 2, 3 రోజులకోసారి చేయాలి. ప్రతి స్నానానికి కొత్త ఆకుల్ని ఉపయోగించాలి. దీన్ని క్షయ రోగులు తప్ప తక్కిన వాళ్ళందరు చేయవచ్చు. ఆహారం వంట బట్టనివాళ్ళు, స్థూలకాయులు, దీర్ఘరోగులు, సంధివాత రోగులు, కుష్టరోగులు, బొల్లి, మధుమేహం, గనేరియా, లుకేమియా, ఋతుశూత, ఋతుదోషాలు, పాండవ, నంజు మొదలైన దీర్ఘ సంకటాలతో బాధపడు సమస్తరోగులు ఈ స్నానం చేయవచ్చు.

2. సౌమ్య ఆతపస్నానం (Mild sun–bath)

సౌమ్యమైన సాయంకాలం ఎండలో గోచి పెట్టుకొని తిరగడం లేక పడుకోవడం. ఈ స్నానంలో చెమట పోయనవసరం లేదు. సూర్య కిరణాలు శరీరంపై పడితే చాలు. శీతాకాలం సాయంకాలం 4 గంటల తరువాత ఎండకాలం 5 గంటల తరువాత ఈ స్నానం చేయడానికి అనుకూలంగా ఉంటుంది.

క్షయ, రక్త క్షయం, అతిమూత్రం, పక్ష వాతం, కాలికాజీర్ణం, ఎండురోగం మొదలైన క్షీణరోగాలతో బాధపడేవారు నీరసం, హృదయ దౌర్బల్యం ఉన్నవారు ఈ స్నానాన్నిఆచరించాలి. ప్రతిరోజు ఓపికను బట్టి 15 మొదలు 30 నిమిషాలు ఎండలో తిరగవచ్చు. ఈ సమయంలో చిరు చెమట పోస్తే ఇబ్బంది లేదు.

కంటి జబ్బులున్నవాళ్ళు చురుకుదనం లేని సూర్యబింబాన్ని ఉదయం, సాయకాలం కన్నార్పకుండా కొన్ని నిమిషాలు చూసి చన్నీటితో కడగాలి. ఇది బలవర్ధక విధానం.

"The sunlight is one of the most powerful of all hygienic and curative agents. The sun's rays not only influence the skin, but pass through the skin into the body, exciting and stimulating the cells tissues. The surface circulation is greatly accelerated, the hearts action is increased and the activity of all the vital functions is promised."[87]

---

[87] Dr. Babbitt – Principles of light and colour.

4. వర్ణ వైద్య విధానం (Chromotherapy)

సూర్యకాంతిలో ఎన్నో వర్ణాలున్నాయి. ఈ వర్ణాలన్ని కలిసి స్వచ్చమైన సూర్యకాంతి అవుతుంది. భూమిపైన పెరిగే చెట్లు, కాయలు, పూవులు సూర్యకాంతి నుండి ఒక్కొ వర్ణాన్నాకర్షించడంలో ఒక్కో వర్ణం ప్రధానంగా ఉంటుంది. రంగును బట్టి ఏ వస్తువు ఏ స్వభావాన్ని కలిగి ఉంటుందో గుర్తించవచ్చు. సూర్యకాంతి నుండి ఆకర్షించవలసిన ప్రధాన వర్ణాలు కొన్ని మన శరీరంలో లోపించడంచేత ఆ సంబంధమైన వ్యాధులు ఉత్పత్తి అవుతాయని శాస్త్రజ్ఞుల సిద్ధాంతం. కాబట్టి శరీరంలో లోపించిన వర్ణాలేవో తెలుసుకొని ఆ వర్ణాలను సూర్యకాంతి నుండి ఆకర్షిస్తే ఆరోగ్యం చక్కబడుతుంది. రంగుటద్దాల ద్వారా శరీరంపై ప్రసరింపజేయడం, నీటియందారోపించి త్రాగడం, ఇంకిపోయేట్లు శరీరంపై మర్దన చేయడం వలన లోపించిన వర్ణాలు పూరింపబడతాయి.

1. రంగులు – వాటి స్వభావం

1. ఎరుపు (Red)

వేడి చేస్తుంది. రక్తంలో ఉద్రేకాన్ని కలిగిస్తుంది. చల్లగా ఉండి పాలిపోయిన వారికి ఉపయోగం. మంటలు, వేడి ఉద్రేకం గల వాళ్లకు అపకారం చేస్తుంది. మిరపపండు, కుంకుమపువ్వు, దేవదారు, ఆవాలు – ఇవి ఎరుపురంగు కలిగి ఉండి వేడి చేస్తాయి.

2. పసుపు (Yellow)

ఈ రంగు నాడుల్లో ఉజ్జీవనం animation కలిగిస్తుంది. నాడీ మండలానికి చైతన్యాన్నిస్తుంది. బేదులు, మూత్రాన్ని, జారీ చేస్తుంది. మలబద్ధం, పక్షవాతం, మాంద్యం మొదలైన వాటికుపయోగం.

3. నీలం (Blue)

4. నీలిమందు రంగు (Indigo)

ఈ రెండు శీతస్వభావం ఉన్న రంగులు, నాడుల్లో ఉద్రేకాన్ని తగ్గిస్తాయి. చల్లబరిచే గుణం ఎక్కువ. కక్కుళ్యను ఆపుతాయి. మంటలను శాంతింపజేస్తాయి. వేడిని తగ్గించి బేదుల్ని, జ్వరాన్ని పోగొడుతాయి.

5. ఊదా (Violet)

ఇది సమశీతలమైంది. నాడుల్లోని మంటలు, పోట్లు, బాధలు తగ్గుతాయి. సున్నితమైన శ్వాస, గర్భ, జీర్ణకోశాలకు, మూత్రపిండాలకు మేలు కలుగుతుంది. శరీరమంతా ఈ వర్ణాన్ని ప్రసరింపజేయవచ్చు.

6. ఆకుపచ్చ (Green)

ఇది వేడిని తగ్గిస్తుంది. కండ్లకు బలాన్నిచ్చి చూపును వృద్ధి చేస్తుంది. కామోద్రేకాన్ని, శుక్లపాతాన్ని తగ్గిస్తుంది. చర్మ వ్యాధులకు దివ్యమైన ఔషధం.కుష్ఠు, పొడలు, పుండ్లకు అమోఘమైంది.

7. నారింజపండు రంగు (Orange)

ఇది రక్తంలోను, నాడుల్లోను ఉద్దీపనాన్ని కలుగజేస్తుంది.

2. వర్ణప్రసార పద్ధతులు

ఈ రంగుల్ని శరీరంపై ప్రసరింపజేసి రోగ నివారణ చేయవచ్చు.

1. అద్దాల ద్వారా వర్ణప్రసారం

ఈ రంగుల్ని సులభంగా రంగుటద్దాలతో విడదీయవచ్చు. సూర్యకాంతికి అడ్డంగా ఏ రంగుతో కూడిన అద్దాన్ని ఉంచితే ఆ రంగును మాత్రమే లోపలికి రానిచ్చి మిగిలిన రంగుల్ని అద్దం అడ్డగిస్తుంది.

2. వర్ణ కేంద్రీకరణోపకరణం (Thermo– disc) ద్వారా వర్ణప్రసారం రాగిగొట్టం

ఉపయోగించి రోగగ్రస్తమైన అవయవాలపై కాంతిని కేంద్రీకరింపజేయవచ్చు. రాగి గొట్టం పెద్దది. ఇది గరాటు Funnel లాంటి ఆకారాన్ని కలిగి ఉంటుంది. దీనికి కళాయి (నికెల్) పూత పెట్టాలి. దీని పొడవు 30 అంగుళాలుంటుంది. పెద్దమొత చుట్టుకొలత 48, మధ్య కొలత 16, చిన్నమొత చుట్టుకొలత 12 అంగుళాలతో కంచం దుకాణాల్లో రాగి రేకుతో తయారుచేసుకోవచ్చు.

గొట్టం పెద్దమొత సూర్యబింబానికి సూటిగా, చిన్నమొత రోగగ్రస్తమైన అవయవం పై ఉండేట్లు ఏర్పాటు చేసుకోవాలి. సూర్యకిరణాలు పెద్దమొతిలో నుండి సూటిగా చిన్న మొతి గుండా క్రిందికి వస్తాయి. కళాయి (నికెల్) పూతవల్ల సూర్యకిరణాలు ప్రతిఫలిస్తాయి. ఎండ తీవ్రంగా ఉన్న సమయంలో ఉదయం 10, మధ్యాహ్నం 3 గంటలప్పుడు ఒక్కోభాగంపై ఒక్కొక్క నిమిషం కేంద్రీకరించాలి. ఎక్కువసేపు ఉంచితే బొబ్బలెక్కుతాయి. దీనికి అనుభవం కావాలి. కేవలం సూర్యకాంతినే గాక రంగు అద్దాలను గాని, రంగు పూపర్లను గాని పెద్దమొతి వద్ద బిగించి రంగుకాంతిని కేంద్రీకరించాలి.

బల్లలు, బిళ్లలు, కణితులు, గడ్డలు, వాపులు, ప్రణాలు, మేహపొడలు, తామర, తుంటినొప్పి, కుష్ఠు, బొల్లి, బోదకాలు, బీజం మొదలైన వాటిపై సంధి వాతంలో సంధులపైన, బుుతుశూల

పరిణామశూల, మలబద్దం మొదలైన వాటికి పొత్తికడుపు మీద, చెవుడుకు చెవుల మీద సూర్యకాంతిని కేంద్రీకరిస్తే త్వరగా నివారించబడతాయి.

3. భూతద్దంద్వారా (Burning Glass) వర్ణ ప్రసారం

పైన వివరించిన గొట్టం, భూతద్దం([88]) ఈ రెండింటి ఉపయోగం సమానం. గొట్టం పెద్ద భాగాలపైన భూతద్దం, చిన్న భాగాలపైన సూర్యకాంతిని కేంద్రీకరించడానికి ఉపయోగపడతాయి.

అద్దం 4,5 అంగుళాల మధ్యకొలత Diameter ఉన్నదైతే మంచిది.

అద్దాన్ని ఉపయోగించేటప్పుడు కేంద్రీకరణం focussing point చిన్నదిగా ఉంటే కాలి బొబ్బలెక్కే అవకాశం ఉంది. కాబట్టి కొద్దిగా వేడి తగిలేలాగ రూపాయి వెడల్పు కాంతి వచ్చేట్లు కేంద్రీకరించాలి. కాంతి ఒకే భాగంలో నిలవకుండా అద్దాన్ని నెమ్మదిగా జరుపుతుండాలి.

చిన్నపొడలు, మచ్చలు, పులిపిరికాయలు, తామర, బిళ్ళలు, పుండ్లు, మొదలైన వాటిపైన భూతద్దంలో కేంద్రీకరించవచ్చు.

గొట్టాన్ని గాని, భూతద్దాన్నిగాని, 5 మొదలు 15 నిమిషాలు వారి వారి అవసరాన్ని బట్టి ఉపయోగించుకోవచ్చు, కేంద్రీకరణం పూర్తైన వెంటనే ఆయా భాగాల్ని చల్లనీటితో కడగాలి. పుండ్లు పైన తడిబట్టను గాని, మట్టిపట్టీని గాని వేయాలి.

శుక్లం వంటి కంటిజబ్బులున్న వాళ్ళు కన్నుమూసుకొని భూతద్దంతో 5 నిమిషాలు కాంతిని కేంద్రీకరణం పూర్తి అయిన తర్వాత కళ్లను చన్నీటితో కడగాలి.

4. నీటిద్వారా వర్ణప్రసారం

రంగుల శక్తి నీటిలో సులభంగా వ్యాపిస్తుంది. రకరకాల రంగులలో ఉన్న చిక్కని సీసాలలో నీటిని నింపి తీవ్రమైన ఎండలో 3,4 గంటలుంచాలి. రాళ్ళమీద పెట్టరాదు. వేసవిలో ప్రతిరోజు తయారు చేసుకోవాలి. వర్షాకాలంలో 2,3 రోజులకోసారి తయారుచేసి ఉపయోగించుకోవచ్చు. ఈ నీరు త్రాగడానికి, మూడు పూటలు శరీర మర్దనకు ఉపయోగపడుతుంది.

రంగుసీసాలలో చక్కెరనుగాని, చక్కెర మాత్రల్నిగాని పోసి ఒక మాసం ఎండించి ఉపయోగించుకోవచ్చు. పెద్దవాళ్ళకు రెండు బఠాణీ గింజలంతా, చిన్నవాళ్ళకు ఒక గింజంత చాలు.

---

[88] . ఇలాంటి అద్దాలు Lawrence and Mayo, Opthalmic and Manufacturing Opticians, Madras వాళ్ల దగ్గర లభిస్తాయి.

5. వాయువు ద్వారా వర్ణ ప్రసారం

సూర్యకాంతిలో గట్టిగా బిరడా బెట్టిన ఖాళీరంగు సీసాలను 5 నిమిషాలు పెడితే అందులోని వాయువు వర్ణారోపితమవుతుంది. బిరడా తీసి తక్షణమే ఆ గాలిని పీల్చినట్లయితే ఎర్రరంగు సీసాలోని గాలివల్ల శ్వాసాశయాలు ,వాయునాళాలు చైతన్యవంతమవుతాయి. నీలివర్ణం గాలి క్షయను నయం చేస్తుంది.

6. ఆదిత్య పేటిక (Thermolume) ద్వారా వర్ణప్రసారం

సూర్యకాంతి నుండి ప్రాణశక్తిని సూటిగా ఆకర్షించడానికి అనువగునట్లు తయారుచేసిన పేటికకు 'ఆదిత్యపేటిక' అని పేరు. బలహీనులు, సుకుమారులు సైతం ఆదిత్యపేటిక స్నానాలు చేయవచ్చు. అరటి ఆకులతో చేసే ఆతపస్నానం కంటే ఇది శ్రేష్ఠమైంది.

1.ఎనామిల్ వేసిన నీలి అద్దం, 2. దాని క్రిందకి, మీదకి జరపడానికి వీలుగా 3 రంగుల అద్దాలు, 3. ఏటవాలుగా ఉండే చట్రం, 4. కాంతిని ప్రతిఫలింపజేసే రేకులు ప్రతి భాగాన్ని సులభంగా ఊడదీసేందుకు అనువుగా పెట్టెను తయారు చేసుకోవాలి. పెట్టెలో రోగి కూర్చున్నప్పుడు తల చల్లని గాలిలో నీలి అ నీడలో ఉంటుంది. ముందు చట్రానికి వెనుక వైపున్న కొక్కెలకు మైనపు గుడ్డ తగిలించాలి. అది రోగి మెడను చుట్టుకాని వెనుక వైపుకు వాలి ఉంటుంది. ప్రక్కలకు దిగి ఉంటుంది. అందువల్ల వెలుపలి గాలి లోపలికి ప్రవేశించే వీలుండదు. కాయ్యకంటే మైనపు గుడ్డతో చేసిందే అనుకూలం. రోగి లోపలి ఎత్తెన పీటపై కూర్చోవాలి. పాదాలు క్రింద, మోకాళ్ళు అద్దాలమర్చిన చట్రానికి సమీపంలో ఉంటాయి. అప్పుడు మరొకరు ఏ భాగానికి ఏ రంగు తగలాలో తెలుసుకాని రంగుటద్దాలను అమర్చాలి. తెలియనప్పుడు శుద్ధమైన కాంతిని తెల్లని అద్దాలద్వారా ప్రసరింపజేయడం మంచిది.

"The light end colours are the most refined forces of nature. The Thermolume is God's best gift to man in the 19th century. Time will come when it will be considered as indispensable a piece of furniture in every house-hold as a cooking stove, cromopathy is an absolute science."[89]

5. వ్యాయామ – మర్దన చికిత్సా విధానం

రక్త ప్రవాహాన్ని క్రమపరచి, ప్రాణశక్తిని అభివృద్ధి చేయడానికి వ్యాయామం చక్కని చికిత్స.

---

[89] . Dr. Babitt - "Human Culture and Cure".

"The patient loses more strength by lying motionless in his bed for days and months, than as a result of illness itself. Even in bed passive movements should be resorted to. The diseased man, who constantly takes such delicate care of him–self, that he sticks to the rocking chair, is simply placing a tremendous handicap upon the curative powers of Nature.(⁹⁰)

రోగి రోగ కారణంగా క్షీణించడం కంటే కదలక మెదలక నెలల తరబడి మంచంలోనే పడుకోవడం వల్ల బలాన్ని కోల్పోతాడు. మంచంలోను సహితం అవయవాలకు చలనం కలిగేట్లు శరీరాన్ని కదిలిస్తుండాలి. రోగి ఎప్పుడూ తూగుడు కుర్చీలో పడుకోవడం వల్ల ప్రకృతి రోగ నిరోధక శక్తులకు ఆటంకం కలుగుతుందంటారు. డా॥ బర్నార్ మార్సెడన్. కాబట్టి రోగి సర్వాంగాలకు కాస్త చలనముండాలి.

దీర్ఘ రోగులు సాధారణంగా కాస్త బలం కలిగి ఉంటారు. నడవడం, పరుగెత్తడం వల్ల అవయవాలకు చలనం కలుగుతుంది.

ఏ వ్యాయమం వల్ల రక్తం ప్రతిసూక్ష్మ రక్తనాళం ద్వారా వేగంగా, చురుగ్గా, సంపూర్ణంగా ప్రవహిస్తుందో, ప్రాణ వాయువును దీర్ఘంగా పీల్చడానికి అవకాశమిస్తుందో అలాంటి వ్యాయామం ఉత్తమమైంది.

వ్యాయమాలన్నిట్లోను పరుగెత్తడం, ఈత ఉత్తమమైంది. అలాంటి అవకాశం లేనివాళ్ళు 'సూర్యనమస్కారాలు' చేయవచ్చు.

1. వ్యాయామంలోని రకాలు

వ్యాయామం రెండు రకాలు : 1. శారీరకాలు, 2. మానసికాలు.

1.శారీరకాలు (Physiological)

పరిగెత్తడం, ఈత, సూర్య నమస్కారాలు, యోగాసనాలు మొదలైనవి ఈ తరగతికి చెందుతాయి. ఈ వ్యాయామంలో బుద్ధిని సాధనాలపై కేంద్రీకరించాలి. కనుక కొంత కష్టంగా ఉంటుంది.

2. మానసికాలు (Psychological)

పూలు, కూరలు, పండ్ల మొక్కలను పెరట్లో నాటి నీరు పోయడం మానసిక వ్యాయామం అనబడుతుంది. ఇది ఉత్సాహంగాను, ఆనందంగాను ఉంటుంది. వ్యాయామం పూర్తైన తర్వాత

---

⁹⁰ Dr. Bernarr Marsadden - Encyclopedia of Physical Culture - 5 volumes

5–10 నిమిషాలు ప్రాణాయామాన్ని అభ్యసించాలి. తర్వాత కాళ్ళు చాపి, చేతులు ప్రక్కలకు చేర్చి, వెల్లకిలా పడుకొని, చలనం లేకుండా ప్రక్కలకు చేర్చి, ఉండాలి. దీన్ని శవాసనం (**Relaxation**) అంటారు. ఇది వ్యాయామం వల్ల కల్గిన శ్రమను పోగొడుతుంది.

2. మర్దనం (Massage)

క్షీణ రోగులకు, మంచంలో నుండి లేవలేని వారికి ఇది ఉపయోగపడుతుంది. పిసకడం, రుద్దడం, నలపడం, చరచడం, గుద్దడం మొదలైన పనులవల్ల అవయవాలకు చలనాన్ని కల్గించడాన్ని శరీర మర్దనమంటారు. వ్యాయామం వల్ల బలవంతులకు కలిగేంత మేలు బలహీనులకు మర్దన వల్ల కలుగుతుంది.

రోగి వెల్లకిల పడుకోవాలి. మర్దన భుజాల దగ్గర నుండి ప్రారంభించి పాదాలతో ముగించాలి. శరీరంపైన పొడలు, కురుపులు, గ్రంథులు, మంటలు, ఉన్నప్పుడు, గర్భిణీ స్త్రీలకు మర్దన పనికిరాదు.

6. వాయుచికిత్సా ప్రాణాయామం విధానం

ప్రకృతి నుండి మనలో ప్రవహించే ప్రాణ ప్రవాహం శ్వాస. పంచభూతాలలో వాయువుకు, మన జీవితానికి సన్నిహిత సంబంధముంది. ప్రాణ ప్రవాహాన్ని వేగంగా, చురుగ్గా, సంపూర్ణంగా ప్రవహింప జేయడాన్ని ప్రాణాయామం అంటారు. అంటే ప్రాణాన్ని ఆకర్షించి నిరోధించడం.

"యావద్వాయుః స్థితే దేహతావజ్జీవన ముద్యతే !
మరణం తస్య నిష్క్రంతిస్తతో వాయుం నిరోధయేత్ !!

దేహం ప్రాణ సంయోగం జీవనం. ఆ రెండింటి వియోగం మరణం. అందువల్ల విడవకుండా శరీరంలో ప్రాణవాయువును నిరోధించాలి.

దీర్ఘ ఆయురారోగ్యాలను కోరే ప్రతి మానవుడు వారి ఓపికను బట్టి 10 మొదలు 15 నిమిషాలు ఉదయం, సాయంకాలం ప్రాతఃకాలం సూర్యాస్తమయం ప్రాణాయామాన్ని అభ్యసించవచ్చు. ప్రాణాయామం చీకటిగదుల్లో చేయరాదు. ఉదయం వ్యాయామం తర్వాత ప్రాణాయామం ప్రయోజనకరమైంది.

నిటారుగా నిలబడి గాని, నిటారుగా పద్మాసనంపైన కూర్చొని గాని అభ్యాసం చేయాలి. ప్రారంభించడానికి ముందు శరీరాన్ని సడలించాలి. కుడిచేతిని బొటన వ్రేలితో గట్టిగా మూసి ఎడమ ముక్కుతో వాయువును దీర్ఘంగా పీల్చి వెంటనే ఎడమ ముక్కును మధ్య వేలితో గట్టిగా మూసి కుడి ముక్కుతో నెమ్మదిగా సంపూర్ణంగా వదలాలి. అలాగే ఎడమ ముక్కును మూసి... Alternate breathing చేయాలి. ఇలా 10 నిమిషాలు చేయాలి.

వాయువును పీల్చేటప్పుడు నాసికా ద్వారంలో ప్రవేశించి కుంభించేటప్పుడు శరీరమంతా వ్యాపిస్తుంది. దీనివల్ల ఏ వ్యాధి అయినా నయమవుతుంది. 'Eat less and breath more' అనే సామెతను మరచిపోరాదు. ([91])

చర్మం కూడా ఒక శ్వాసావయవమే. ప్రాణవాయువు స్వేద రంధ్రాల నుండి కూడా లోపల ప్రవేశిస్తుంది. కాబట్టి ధారాళంగా గాలి వీచే ప్రదేశాల్లో నిద్రించడం మంచిది. జలుబు చేస్తుందని భయపడకూడదు. శీతాకాలపు గాలి చన్నీళ్ళలాగా పరిశుద్ధమైంది.

"A plentiful supply of fresh air is more necessary than food

and drink. we can live without food for weeks, without water for days but without air only a few minutes. Long deep breathing takes in more life than shallow breathing, therefore, practise deep, regular breathing systematically, and you will be surprised at the results. You will fell like a different person, and your working capacity, both physically and mentally, will be immensely increased." Yogi Rama Charaka.

7. ఉపవాస విధానం

ప్రకృతి చికిత్సా విధానాల్లో ఇది చాల శక్తివంతమైనది. పంచభూతాల్లో ఒకటైన ఆకాశానికి చెందింది. ఆకాశమంటే Space. అన్యపూరితమైన శరీరంలో ప్రాణశక్తి ప్రవేశించడానికి చోటుండదు. ప్రాణశక్తి స్వేచ్చగా ప్రవేశించడానికి అవకాశమివ్వడాన్నే ఉపవాస చికిత్స అంటారు.

తరుణ వ్యాధుల్లో రోగ మెలాంటిదైనా రోగి ఏ స్థితిలో ఉన్నా రోగ లక్షణాలు కన్పించిన క్షణం నుండి ఆరోగ్యం పొందే వరకు ఎన్ని దినాలైనా ఏకధాటిగా ఉపవాసం చేయవచ్చు.

ఉదయం నుండి రాత్రి పడుకొనే వరకు రెండు గంటలకొక గ్లాసుగాని, లేక తాగగలిగినన్ని చన్నీళ్ళను త్రాగాలి. ప్రతిసారీ అర్ధ నిమ్మకాయ పిండి త్రాగాలి. పుల్లని రసంలో ఆహారముండదు. కాబట్టి యిబ్బంది లేదు. పైగా రోగ పదార్ధ బహిష్కరణకు ఉపయోగపడుతుంది. నిమ్మరసం ఇష్టం లేనపుడు లేత కొబ్బరి నీళ్ళు త్రాగాలి. కొబ్బరి తినరాదు.

శుష్కోపవాసం చేయడానికి భయపడేవారు రోజుకు 6 నారింజ పళ్ళరసం త్రాగవచ్చు. కాఫీ, టీలను ఎలాంటి పరిస్థితుల్లోను త్రాగరాదు.

---

[91] మన పూర్వులు చాల ఆరోగ్యంగా జీవించడానికి వాళ్ళు చేసిన చన్నీళ్ళ స్నానాలు, సంధ్యావందనాలు, ప్రాణాయామం మొదలైన నిత్యకృత్యాలే కారణాలు.

జలపానం ఒక అంతర స్నానం (Internal bath). ధారాళంగా నీటిని త్రాగడం వల్ల రక్తం పల్చబడి రక్తనాళాల్లో స్వేచ్చగా ప్రవహిస్తుంది. ఉపవాసం 2,3 రోజులు కష్టంగా ఉంటుంది. నిద్ర లేకపోవడం, తలనొప్పి, వేళ్ళు పీకడం, ఆందోళన, నీరసం మొదలైన బాధలు కలగవచ్చు. క్రమంగా అలవాటయి సుఖంగా, తేలిగ్గా, ఆనందగా గడుస్తుంది.

ఉపవాస దినాల్లో కూడా వ్యాయామం చేయడం శ్రేష్ఠం. ఉపవాసం పూర్తయ్యే రోజు జీర్ణం కాగలిగినంత తియ్యని పళ్ళ రసాన్ని తీసుకోవాలి. కఠినమైన కొబ్బరి, అరటి, మొక్కధాన్యాలు, పప్పుదినుసులు తినరాదు.

"During the fast, the functions of digestion and assimilation are almost completely at a stand–still. Therefore cent percent vitality is concentrated upon the work of elimination and repair.[92]

ఉపవాసం సక్రమ పద్ధతుల్లో ఆచరిస్తే తరిగిపోయిన తూకం అచిర కాలంలో సమకూరుతుంది. శరీరానికి కాంతి, తేజస్సు, బలం సంక్రమిస్తుంది.భారతదేశంలో మొట్టమొదటిసారిగా ప్రకృతి చికిత్సను ప్రవేశపెట్టిన ఘనత ఆంధ్రులదే. ఆ చికిత్సకు సంబంధించిన గ్రంథాన్ని మొదటిసారిగా అచ్చు వేసిన గౌరవం కూడా ఆంధ్రులదే. తూర్పు గోదావరికి చెందిన ద్రోణంరాజు వెంకటా చలపతి శర్మ మొదటిసారిగా "The new science of Healing" అనే జర్మన్ భాషా గ్రంథాన్ని తెలుగులోకి అనువదించాడు. ఇతడు స్వయంగా జర్మనీకి వెళ్ళి ప్రముఖ ప్రకృతి చికిత్సకుడైన లూయీ కూనెను కలుసుకొని అతని అనుమతితో ఈ గ్రంథాన్ని అనువదించాడు. స్వయంగా ప్రకృతి చికిత్సను అమలు జరిపే విషయంలో కృతకృత్యుడు కావడమేకాక దీనికి జీవం పోసిన వ్యక్తి మహాత్మగాంధి. ఆయన తన గ్రామీణ నిర్మాణ కార్యక్రమంలో ప్రకృతి చికిత్సను ఒక అంశంగా ప్రవేశపెట్టి ప్రజాదరణ పొందడానికి పునాది వేసినాడు.

ఈనాడు భారతదేశంలో సుమారు వంద ప్రకృతి చికిత్సాలయాలు వెలిశాయి. కేంద్ర, రాష్ట్ర ప్రభుత్వాలు కూడా ఆర్థికంగా సహాయం చేస్తున్నాయి.

1956 అఖిల భారత ప్రకృతి చికిత్సా పరిషత్తు జరిగింది. 1962 లో కేంద్ర ప్రభుత్వ సహాయంతో 4 సంవత్సరాల డిగ్రీకోర్సు, 2 సంవత్సరాల డిప్లొమా కోర్సు స్థాపించబడ్డాయి. భారతదేశంలోని వివిధ రాష్ట్రాల్లో ఈ కోర్సులు నడపబడుతున్నాయి.

---

[92] 1.Dr. Tilden – Food.

4. సారూప్యవైద్య శాస్త్రము (హూమియోపతి)

రోగ నిర్మూలన కోసం ఉపయోగించే చికిత్సా పద్ధతుల్లో 'సారూప్య వైద్య పద్ధతి' ఒకటి . దీన్నే ఇంగ్లీషులో హెూమియోపతి అంటారు. ఈ పేరే అందరికి తెలిసిన పేరు. బాగా వ్యాప్తిలో ఉన్న పేరు. ఈ మాట రెండు గ్రీకు పదాల కలయిక వల్ల ఏర్పడినట్లు పండితుల అభిప్రాయం. "హూమియోస్ ప్రేథాస్" ,హెూమియోస్ (Homoios) అంటే సారూప్యం (Similar), పేథాస్ (Pathos) అంటే రుగ్మత (Affection) తెలుగులో దీనికి 'సారూప్య చికిత్స' అని పేరు. [93]

క్రీ.పూ 1500 శతాబ్దంలో 'ఈబారస్ ప్యాపీరస్' అనే ఈజిప్టు దేశీయుడు 'దానికదే మందు' అనే పద్ధతిని ధ్రువపరచినట్లు శాస్త్రాధారాలైన చరిత్రలలో క్రోడీకరించబడ్డాయని తెలుస్తుంది.[94] "ఉష్ణం ఉష్ణేన శీతలం" అని ఆర్యోక్తి. అంటే ఉష్ణంతో ఉత్పన్నమయ్యే వ్యాధిని ఆ ఉష్ణంతోనే రోగాన్ని ఉపశమింప జేసే శీతలాన్ని సృష్టించవచ్చు. జలం నుంచి విద్యుత్తును ఉత్పత్తి చేయడమన్నది ఈ సూత్రం మీదే ఆధారపడి ఉంది. ఉదా: తలనొప్పితో బాధపడేవారికి చేపతలే దివ్యమైన ఔషధం. అంధత్వాన్ని నివారించడం కోసం వరాహనేత్రాన్ని ఉపయోగిస్తారు. కంటిజబ్బులకు "యుఫ్రేషియా" అనే పువ్వ 'ఇరిస్'[95] లాంటిది. నేత్ర రోగాలను అదే "యూఫ్రే షియా" పేరుతో వ్యవహరించారు. ఈజిప్టు దేశస్థులు తెల్లని తలవెంట్రుకలను నల్లగా మార్చుకోవడం కోసం నల్లరంగున్న గోవు రక్తంతో కూడిన ఔషధాన్ని ఉపయోగించేవారట.

గ్రీకులు విధి పూర్వకంగా ఔషధాన్ని సంస్కరించి పరమాణు స్వరూపంలో వాడేవారు. ఈ విషయాన్ని స్పష్టంగా తెలియజేసిన విధానాన్ని 'సద్యోఫలిత విధానం' లేక 'హెూమియోపతిక్' వైద్య విధానం అంటారు. విషాన్ని సహితం పరమాణు స్వరూపంలో అంటే సూక్ష్మాతి సూక్ష్మమైన మోతాదుల్లో ఎంతటి దీర్ఘ వ్యాధినైనా సమూలంగా రూపుమాపవచ్చని ఈ వైద్య విధానం సిద్ధాంతీకరిస్తుంది. అందుకే దీనిని సులభ వైద్యమని, గృహ వైద్యమని, జీవరసాయన శాస్త్రమని, సారూప్యౌషధ శాస్త్రమని రకరకాల పేర్లతో పిలుస్తారు. సద్యోఫలితం అంటే వెంటనే

---

93 . పేర్రాలు, తేలేటి, సారూప్యవైద్యశాస్త్రము దాని చరిత్ర సిద్ధాంతములు, భారతి, 1939 ఫిబ్రవరి నుండి ఆగష్టు వరకు పుట: 736.

94 .డా. వేంకటేశ్వరరావ్, గుండు, ఆయుర్వేదా అల్లోపతి మెడికల్ రైడ్, 1986, పుట:54.

95 ఇరిస్ : ఇంద్ర ధనుస్సు తామండటం–అంటే కనుపాప చేస్తూ వుండే మండలం, ఒక విధమైన పువ్వ.

గుణమిచ్చేదని అర్థం. దీనిని గూర్చి భారతదేశంలో ఆయుర్వేదంలో చెప్పబడినట్లు పాశ్చాత్యులు కూడా అంగీకరించారట.

1. సారూప్య వైద్య స్థాపకులు–హానిమాన్గారు – * జీవిత విశేషాలు

ఈ వైద్య సిద్ధాంతాన్ని స్థాపించినవాడు శ్రీ శామ్యూల్ క్రిస్టియన్ ఫ్రెడరిక్ హానిమాన్. ఇతడు 1755, ఏప్రియల్ 10 వ తేదీ జర్మన్ దేశంలో, సహజ సౌందర్యంతో ఇంపారే మిన్సెస్ అనే ఒక చిన్న నగరంలో జన్మించారు. శ్రీ గాట్ ఫ్రైట్ హానిమాన్ ఇతని తండ్రి. తల్లి బోహన్నా. హానిమాన్ జీవిత వికాసానికి– ధర్మాధర్మాల పెరిగిన వివేకి, స్వాతంత్ర్య ప్రియుడు, ఉదారుడు అయిన తండ్రే కారకుడు.

చిన్న వయసులోనే హానిమాన్ గారు ముల్లరు అనే వారితో నడుపబడే గ్రామ పాఠశాలలో విద్యనభ్యసించారు. ముల్లర్తో ఇతనికున్న సన్నిహిత సంబంధం వల్లనే పాశ్చాత్య ప్రాచీన భాషల్లో అనన్య సామాన్యమైన పాండిత్యాన్ని సంపాదించారు. పన్నెండేండ్లు వయసులోనే 'గ్రీకు' మొదలైన భాషల్ని నేర్చుకొని ఆ భాషల్ని నేర్పడానికి ఉపాధ్యాయులుగా నియమించబడ్డారు. 'పువ్వ పుట్టగానే పరిమళిస్తుంద'న్నట్లు వీరి మేధాశక్తి బాల్యం నుండి నిరుపమానమైంది.

హానిమాన్ గారికి ఉన్నత విద్య నభ్యసించాలన్న ఆసక్తి ఎక్కువగా ఉండేది. కాని తండ్రి పేదవాడు. కుటుంబంలోని వారందరికి పొట్టనింపడమే కష్టంగా ఉండేది. అయినా మిత్రుల ప్రోత్సాహం వల్ల 20 థేలర్స్ (అంటే సమారు 10 రూ.) మాత్రం ఇచ్చి కొడుకును దీవించి ఉన్నత విద్య కోసం 'లీబ్జేగ్' అనే పట్టణానికి పంపాడు. అక్కడ విద్యనభ్యసించడమేగాక, ఇతరులకు వివిధ భాషల్ని నేర్పుతూ, పుస్తకాలను ఇతర భాషల్లోకి అనువదిస్తూ కొంత ధనాన్ని ఆర్జించారు.

హానిమాన్ గారికి చిన్నప్పటి నుండే వైద్యాన్ని వృత్తిగా అవలంబించాలన్న కుతూహలం ఎక్కువగా ఉండేది. 1777 లో అంటే 22 ఏండ్ల వయసుల్లో '' నగరానికి వెళ్ళి ఉచితంగా విద్యను బోధించే ఒక కళాశాలలో చేరాడు. ఈ కళాశాల **వియన్నా** లోనే వారి భావి జీవితానికి కావలసిన పునాది ఏర్పడింది. డాక్టరు వాన్ క్యారింగ్ గారి సహకారం వీరికక్కడ లభించింది.

హానిమాన్ గారి మేధాశక్తిని గ్రహించిన వాన్ క్యారింగ్ గారు అతనిని తన సంరక్షణలో ఉంచుకొని స్వయంగా వైద్య విద్యలో చక్కని జ్ఞానాన్ని ప్రసాదించారు. బేరన్వాన్ బ్రికెనాల్ అనే గవర్నరుకు ఇంటి వైద్యునిగా నియమించారు. ఆ గవర్నరు దగ్గర సుమారు రెండు సంవత్సరాలున్నారు. 1775 సంవత్సరం ఆగష్టు 10వ తేదీ ఎరలాన్జిన్ విశ్వవిద్యాలయంలో తమ వైద్య విద్యా కౌశలాన్ని ప్రదర్శించి గొప్ప వైద్య బిరుదును పొందారు. 1984 డ్రెస్డెన్ అనే నగరంలో వైద్య వృత్తిని ప్రారంభించారు. ఆర్థికంగా నిలద్రొక్కుకున్న ఈ విధానంలో సంతృప్తికరమైన ఫలితాలు లేకపోవడంవల్ల విసుగ్గా ఉండేది. తర్వాత వీరు ఎన్నో వైద్య గ్రంథాలను వివిధ

భాషలలోకి అనువదిస్తూ కాలం గడిపేవారు. 1843లో 88 సంవత్సరాల వయస్సులో హానిమన్ గారు పారిస్ నగరంలో మరణించారు.[96]

2. సారూప్య శాస్త్రం – పుట్టుక

1750 శ్రీ హానిమాన్‌గారు కులెన్స్ వస్తుగుణ దీపికను ఇంగ్లీషు నుండి జర్మన్ భాషలోకి అనువదిస్తుండిరి. ఈ గ్రంథంలో 20 పేజీలు దాటిన తర్వాత వెరూచియన్ బెరడు (వెరూచియన్ బార్క్) అంటే 'క్వైనా' అనే మూలిక గురించిన వివరణ ఉన్నది. ఈ మూలికను గురించి వ్రాసేటప్పుడు వీరికి అమితమైన ఉత్సాహం కలిగింది. ఇది ఆ కాలంలో వైద్య ప్రపంచం కొత్తగా కనుక్కున్న అమూల్యమైన మూలిక. ఆ మూలిక గుణం పట్ల వీరికి నమ్మకం ఎక్కువే. ఈ మూలిక లక్షణాలను గుర్తించాలని స్వయంగా ఆ మూలికా కషాయాన్ని సేవించి తన అనుభవాలను, ఆరోగ్యంలో కలిగిన మార్పుల్ని ఇలా రాశారు. 'నేను రోజుకు నాలుగు గ్రాముల' మోతాదు చొప్పున ఈ కషాయం సేవించాను. నా పాదాలు, చేతివ్రేళ్ళు కొనలు చల్లబడ్డం ప్రారంభించాయి. నీరసం, మగత, గుండెదడ, నాడీ ధృఢంగా మెల్లగా కొట్టుకుంది. ఆవేదన, వణుకు, దడ, సర్వాంగాల్లో నిస్త్రాణం–తలలో ధనారింపు కలిగింది. చెక్కిళ్ళు ఎర్రబడ్డాయి. దాహం ఎక్కువైంది. క్రమంగా చలి వణుకు లాంటి మన జ్వర లక్షణాలు ప్రారంభమయ్యాయి. ఈ లక్షణాలన్నీ ఒకే సమయంలో కన్పించాయి. బుద్ధిమాంద్యం, ఎముకల్లో నొప్పి క్రమంగా కన్పించాయి. ఈ తీరే ప్రతిసారి రెండు లేక మూడు గంటలుండేది. నేను మూలిక సేవించడం మానివేస్తే ఈ బాధలు పోయి తిరిగి ఆరోగ్యాన్ని పొందాను" – ఇదే సారూప్య శాస్త్రానికి శంకుస్థాపన. నాటినుండే ఈ వైద్యంలో హానిమాన్ మహాశయుల కృషి ప్రారంభమైంది. దీనినే 'మూలిక బుజువు' (డ్రగ్ ప్రూపింగ్) అంటారు.[97]

రుగ్మతల్ని నివారించడానికి కావలసిన లక్షణాలను మూలికల్లో గుర్తించవచ్చని వారు గ్రహించారు. వాటి ద్వారా శాస్త్రయుక్తంగా, సులభంగా, శాశ్వతంగా స్వస్థత చేకూరవచ్చనే ధైర్యం వారికి కలిగింది. మిత్రుల సహాయంతో 'క్వైనా' ను బుజువు చేసినట్లే ప్రతి మూలికను బుజువు చేయడం ప్రారంభించారు. ఎంతో జాగ్రత్తగా ఒక్కొక్క మూలికను సేవించిన తర్వాత ఒక్కొక్కరిలో వచ్చిన మార్పుల్ని వ్రాసుకున్నారు. బుజువు చేసే ప్రతివారి ద్వారా ప్రతి దినం తనలో కలిగే మార్పుల్ని 'దినచర్య' అనే పుస్తకంలో వ్రాయించారు. ఇలా ప్రతిమూలికకు సంబంధించిన వివిధ బుజువుదార్ల పుస్తకాల్ని స్వీకరించి అందరికి సమానంగా కన్పించిన లక్షణాలను సంప్రదాయానుగుణంగా మొదటి మానసిక లక్షణాలు, క్రమంగా మెదడు, శిరస్సు, కళ్ళు, ముక్కు,

---

[96] వివరాలకు టి. ఎల్ బ్రెడ్డర్కుగారు వ్రాసిన హానిమాన్ గారి జీవిత చరిత్రనుచదవండి.

[97] ఒక ఔన్సులో ఎనిమిదో భాగం.

నోరు, గొంతు – ఇలా పాదాల వరకు ఆ మూలికల్ని సేవించడంవల్ల కల్గిన మార్పుల్ని స్పష్టంగా గ్రంథరూపంలో వ్రాసిపెట్టారు. దానినే 'సారూప్య ఔషధ లక్షణ దీపిక' అంటారు.

వారి జీవితంలో వారి ఆధిపత్యంలో ఋజువు చేయబడి రాయబడ్డ గ్రంథం రెండు సంపుటాలుగా ప్రచురించబడింది. దీనినే మెటీరియా మెడికా ప్యూరా అంటారు. ఇది 1427 పేజీల గ్రంథం. వీరి తర్వాత వారు వీటిని సంగ్రహించి చిన్న చిన్న గ్రంథాలెన్నో వ్రాశారు.

150 సంవత్సరాల క్రిందట హోనిమాన్ గారి కాలంలో 'క్వెనా'కు ఏ లక్షణాలున్నాయని చెప్పారో, ఏ లక్షణాలుంటే వ్యాధికి అది పని చేస్తుందని చెప్పారో నేడు కూడా ఆ లక్షణాలే కలిగి, అలాంటి లక్షణాలున్న వ్యాధులకే దివ్యమైన ఔషధంగా పనిచేస్తున్నది.

హెూమియో వైద్య విధానం సత్యమైంది. ప్రకృతి సిద్ధమైన శాస్త్రం పైన ఆధారపడింది. కాలానుగుణమైన మార్పు చేర్పులకు గురి కాకుండా సర్వ కాలాల్లోను ఒకే రీతిగా ఉండేది. మామిడి చెట్టులో ప్రాచీన కాలంలోను, ఇప్పుడూ మామిడికాయలే కాయడం ఎంత సత్యమో ఈ వైద్య సిద్ధాంతాల్లోనూ అంతే సత్యముంది అంటారు. సారూప్యౌషధాలు సారూప్య వ్యాధుల్ని నివారణ చేస్తాయి. (Similar Similibus Cunrentur)(98)

వైద్యులు చాలామంది రోగానికి కారణాన్ని నిరూపించడానికి ప్రయత్నిస్తారు. కాని కావలసిన చికిత్సను గురించి అంతగా ఆలోచించరు. సారూప్య చికిత్సకు కారణాల్ని అన్వేషించడం కేవలం కాలాన్ని వృధా పుచ్చడం. కారణాన్ని విచారించడం ఈ సిద్ధాంతానికి విరుద్ధం.రోగానికి కారణం రోగి తత్త్వమే అని ఈ సిద్ధాంతం చెబుతుంది.

3. సారూప్యవైద్యం – చికిత్స :

ఔషధాలను రోగిపైన ప్రయోగించి నివారించడానికి కావలసిన నైపుణ్యం వైద్యునికుండాలి. రోగిలో వ్యాధి శరీరంలోపలో, చర్మంపైనో నిర్దేశింపబడినట్లు ఒక స్థానాన్ని ఆక్రమించుకొని ఉండదు. రోగికి వ్యతిరేక రూపం ధరించినా చేతనా స్వరూపమైన స్వభావంగా మాత్రమే రోగుల్ని గుర్తించాలి. అది రోగికి సంక్రమించిన చైతన్య వికారం, స్వాభావికమైన దేహతత్త్వాన్ని చెదరగొట్టేది. దుష్టభూతంలాగా పీడించేది.

దేహంలో ఉన్న వ్యాధి దీర్ఘవ్యాధి అయితే దానికి సరిపడిన ఔషధాన్ని చాల ఎక్కువ పొటెన్సీలో ఎక్కువ మోతాదులో వాడాలి. ఈ వ్యాధులు నయమవడానికి మిగిలిన వాటి కంటే ఎక్కువ కాలం పడుతుంది.

---

98 డా॥ పేర్రాజు, తోలేటి, సారూప్య వైద్యశాస్త్రము దాని చరిత్ర – సిద్ధాంతములు, భారతి, ఫిబ్రవరి నుండి ఆగష్టు వరకు, 1939, పుట: 737

రోగి ఒకటి రెండు చిల్లర బాధల్ని మాత్రం కల్గి ఉంటే అది అంతకు ముందు ఎక్కువ కాలం నుంచి బాధించేవి కానప్పుడు, ఆహారాదుల్లో చిన్న మార్పులు చేసి రోగికి విశ్రాంతి నిస్తే అవే తగ్గిపోతాయి. రోగి తీవ్ర వేదనల్ని తెలియజేస్తే వాటితోపాటు మరికొన్ని బాధలున్నట్లు తెలుస్తుంది. వైద్యునికి ఎన్ని మందులతో పరిచయముంటుందో అంత సులభంగా మందు నిర్ణయమవుతుంది. ఔషధములలో ఆ రోగానికి తగినట్లు ఎన్నుకోవడం కష్టం కాదు. ఔషధముల పట్టికలలో ఒక్కొక్క దానికి ఎన్నో వేదనలుంటాయి. కాబట్టి తరుణ వ్యాధులకు తగిన మందుల్ని నిర్ణయించడం తేలిక.[99]

1. దీర్ఘవ్యాధులు – చికిత్స

సుఖ వ్యాధుల సంబంధంలేని దీర్ఘవ్యాధులు సామాన్యంగా సోరాకు సంబంధించి ఉంటాయి. వాటికి చికిత్స చేసేటప్పుడు సోరాకును ప్రతిఘటించగల ప్రత్యేకమైన ఔషధాల పరిధి నుంచి కొన్నింటిని నిర్ణయించుకొని ఒకదాని తర్వాత ఒకటి వాడాలి.

రోగికి వ్యాధివల్ల కలిగే బాధలు తక్కువగా ఉన్నప్పుడు సూక్ష్మ పరిశీలన చేయాలి. ఆ మొత్తానికి నిర్ణయించబడ్డ మందుతో బాధలన్నీ తొలగిపోతాయి.

ఇలాంటి వ్యాధులు నివారణకు లొంగడానికి అవకాశం తక్కువ. ఇవి పాక్షిక వ్యాధులు, వీటిని మినహాయిస్తే ఒకటి రెండు మాత్రమే తీవ్ర వేదనలుంటాయి. ఇలాంటి వాటికి వాటిలో ఎక్కువ సారూప్యం చెందిన మందును వాడాలి. మందు పనిచేస్తున్నప్పుడు పుట్టించిన కృత్రిమ వ్యాధితో రోగిలో అంతకు ముందు కన్పించని బాధలు మరికొన్ని తాత్కాలికంగా పుడతాయి. అవి ఔషధాల వల్ల వచ్చినవే కాని రోగికి సంబంధించినవి కావని అభ్యంతర పెట్టరాదు. రోగిలో దాగి ఉన్న వాటిని అలా ఉంచడానికి వీల్లేకుండా ప్రేరేపించడం సారూప్యం చెందిన మందు యొక్క లక్షణం. ఇలా శరీరంలో బీజప్రాయాలైన జబ్బుల్ని వెలికిలాగడం దీర్ఘవ్యాధుల్లో సంభవం. కారణం దీర్ఘ వ్యాధుల్లో వేదనలు దాగి ఉంటాయి కాని తరుణ వ్యాధుల్లో కాదు.

చికిత్సలో లభించిన ఒకటి రెండు వేదనలతో సారూప్యం చెందిన మందును వాడడంవల్ల అవి రెండూ శ్రమించడమేగాక దాగి ఉన్నవి కూడా బహిర్గతమవుతాయి.

తామర, గజ్జి, ఆనెలు, పులిపిర్లు మొదలైనవి గాయాల్లేకనే పుట్టేవి. ఒక్కొక్కసారి గాయాన్ని ఆధారం చేసుకొని పుట్టవచ్చు. వీటికి వ్యాధి కారణం దేహంలో ఉంటుంది కాని చర్మంపైన కాదు. వీటికి నిర్దిష్టంగా, పరిపూర్ణంగా వైద్యం జరగాలంటే శరీరతత్త్వం మొత్తానికి వైద్యం జరగాలి. చక్కగా నిర్ణయింపబడ్డ ఔషధాన్ని సరైన మోతాదుల్లో వాడితే రోగం సంపూర్ణంగా నయమవుతుంది.

---

[99] ఆధారం, కృష్ణమాచార్య, ఎక్కిరాల, ఆర్గనాన్ (సూత్రస్థానము), ద్వితీయ ముద్రణ, 1981.

తరుణవ్యాధికి వైద్యం జరిగిన వెనుక దానిని నిశ్శేషం చేయాలంటే సోరాను ప్రతిఘటించే ఔషధ ప్రయోగం అవసరం.

రోగి వయస్సు, జీవన విధానం, ఆహారం, వృత్తి, కుటుంబ పరిస్థితులు, సాంఘిక సంబంధాలు, అతని స్వభావం, మనోగతి వీటిని తెలుసుకొని మందును నిర్ణయించడం అవసరం.

2. మానసిక వ్యాధులు – చికిత్స

ఈ వైఖరి కూడా పై విధానాన్ని పాటిస్తూ రోగికి కలిగిన వికార వైఖరిని గుర్తించి ఈ వికారాన్ని కలిగించే శక్తితో కూడిన ఔషధాన్నే ఎన్నుకోవాలి. ఇవి దేహ వ్యాధులకంటే భిన్నమైనవేమికావు. ఒక్కో సారి శరీరానికి సంబంధించిన దీర్ఘవ్యాధి ప్రాణహరణాన్ని కలిగించే తరుణ వ్యాధిగా ముదిరినపుడు మానసిక వ్యాధి అయిన ఉన్మాదం గానో, చిత్తభ్రమగానో, పిచ్చిగానో మారిపోవడాన్ని గమనించవచ్చు. వీటి నివారణకు సిద్ధపడటానికి ముందు వ్యాధి మొత్తంతో పరిచయం కలగాలి. దీని ఆధారంగా సారూప్యాన్ని సాధించి ఔషధాన్ని నిర్ణయిస్తే మొత్తం వ్యాధి నివారణమవుతుంది.

కొందరికి తీవ్రమైన భయం, మనసు విరిగిపోవడం మొదలైన ఆకస్మిక కారణాలవల్ల తాత్కాలికంగా పిచ్చెక్కుతుంది. కొందరికి మద్యం సేవించడం వల్ల కలుగుతుంది. ఈ పిచ్చి తీవ్రమైన తరుణ వ్యాధే కాని దీర్ఘవ్యాధికాదు. అయినా ఆ తెర వెనుక సోరా లేకుంటే ఇది సంభవించదు. వీటికి సోరాను ప్రతిఘటించే మందుల్ని వాడకూడదు. తాత్కాలిక స్థితికి సారూప్యం చెందిన వాటినే ఎన్నుకోవాలి. ఉదాహరణకు ఎకోనైట్, బెల్లడోనా, స్వామోనియం, హెయో స్క్యామస్, మెర్క్యురి మొదలైనవి.

ఇలాంటి వ్యాధులకు పైన చెప్పిన బెల్లడోనా మొదలైన మందుల్ని 10 ఎమ్, 50.,ఎమ్.సి. ఎమ్., మొదలైన మోతాదుల్లో వాడితేగాని ఈ వ్యాధులు లొంగవు. 300, 200 పొటెన్సీలలో వాడితే భయంకరమైన ఉద్రేక పరిణామాలు సంక్రమిస్తాయి.

ఉన్మాదం నుండి బయటపడిన వానిని అంతటితో వదిలేయకూడదు. వానిలోని సోరా వ్యాధి అంతర్గతంగా నిలిచి ఉండి ఏనాడైనా గుప్పున పైకి ఉబకవచ్చు. కాబట్టి సోరాను ప్రతిఘటించే తీవ్రమైన ఔషధాలతో దీర్ఘకాలం వేలాది సోరాను నిశ్శేషం చేయాలి.

3. పర్యాయ వ్యాధులు – చికిత్స

పర్యాయ వ్యాధులంటే ఒకే కాలం, వ్యవధిలో సేవల వలన కలిగే వ్యాధులు. వీటి విషయంలో ప్రత్యేకమైన పరిశీలన అవసరం. వరస ఋణాలు, తిరగబెట్టే జబ్బులు స్త్రీలకు ఋతు సంబంధమైన వ్యాధులు ఈ కోవకు చెందుతాయి. కొందరికి ప్రతి సంవత్సరం అదే ఋతువుల్లో అదే జబ్బు చేస్తుంది. కొందరికి అవే తేదీల్లో జ్వరం వస్తుంది. ఇవన్నీ ఆ తరగతికి చెందుతాయి. వీటి

నివారణ చాల కష్టం. వీటిలో అసంఖ్యాకాలైనవ్యాధులున్నాయి. ఇవి దీర్ఘవ్యాధులు జాతికి చెందినవే. చాల భాగం సోరా విజృంభణ ఫలితాలే. వీటిలో జ్వరం ప్రసక్తి లేనివి దీర్ఘవ్యాధులు. వీటిని ముందు చెప్పిన మందులతోబాటు దానిని మోతాదుల నడుమ మధ్య కాలంలో ఎప్పుడో ఒక్కోసారి సింకోనా (^{100})చెట్టు బెరడు రసాన్ని సూక్ష్మైన మోతాదులో వాడవలసి ఉంటుంది.

అంటువ్యాధులుగానో ,అంగతుకాలుగానో సంభవించే వరుస జ్వరాల్లో ప్రతి రుగ్మతలోను పరస్పర వ్యతిరేక వేదనలు అనులోమంగాను, విలోమంగాను వచ్చిపోతుంటాయి. ఇవి పరస్పర విరుద్ధాలైన జంటగా ఉంటాయి. ఇవి సవ్యక్రమంగానో, అపసవ్యంగానో వరుస నేర్పరచుకొంటాయి. మొదట చలిపుట్టి తర్వాత వేడి పుడుతుంది. తగినప్పుడు వేడి పుట్టి తర్వాత వేడి, చలి పుడుతుంది. చలి, వేడి, చెమటలు– ఈ మూడు లక్షణాలు కూడా వర్తిస్తాయి. ఈ జ్వరానికి నిర్ణయించే ఔషధాల్లో పైన చెప్పిన క్రమానికి సారూప్యముండాలి.

ఈ వ్యాధులకు ఔషధ ప్రయోగానికి అవసరమైన సమయాన్ని కూడా నిర్ణయించుకోవాలి. ఒకమారు వ్యాధి వచ్చి తగ్గిన వెంటనే వాడాలి. అంటే జ్వర తీవ్రత తగ్గి, చెమటలు పోసి రోగి స్వస్థత నొందుతున్న సమయంలో వాడాలి.

తరుచుగా ఈ వ్యాధులలో ఒకే మోతాదులో ఆరోగ్యం చక్కబడుతుంది.

4. మందుల వినియోగం

వైద్యంలో వ్యాధి ఉపశమిస్తున్న దశలోనే ఇతర ఔషధాన్ని వాడడంకాని, వాడిన మందును మరియొక మోతాదు వాడడంకాని తగదు. తరుణ వ్యాధులకు ఈ నియమంలేదు.ఈ క్రింది నియమాలను పాటిస్తే ఫలితాన్ని పొందవచ్చును.

1. జాగ్రత్తగా పరిపూర్ణ సారూప్యమున్న మందును నిర్ణయించాలి.

2. చక్కగా సూక్ష్మీకరించి మందును నీటిలో కలిపి వాడాలి. నిర్ణీతమైన కాల వ్యవధానంలో మోతాదులను మళ్ళీ మళ్ళీ వాడాలి. ఒక మోతాదుకంటే ఇంకో మోతాదును సూక్ష్మంగా పెంచాలి.

ఒక మందు పొటెన్సీని మార్చకుండా తిరిగి వాడడం మంచి పద్ధతికాదు. వాడిన మందు పనిచేస్తుండగా రోగానికి సంబంధించిన కొత్త బాధలను పుట్టిస్తే అది సారూప్యపథం కాదని గుర్తించాలి. త్వరగా నివారించాల్సిన శీఘ్రు వ్యాధుల్లో ఒక మందును కొత్తగా పుట్టి రోగ పరిస్థితి గంటగంటకు పెచ్చు పెరగడాన్ని గమనిస్తే దాన్ని వెంటనే నివారణ చేయడమేగాక రోగి పరిస్థితికి అన్ని విధాల సారూప్యం చెంది పూర్తిగా సరిపోయిన ఔషధాన్ని గమనించి వెంటనే వాడాలి.

కొందరికి రోగం తగ్గినా అనేక కారణాల వల్ల తగ్గలేదని అంటారు. వారిని వైద్యులు స్వయంగా పరిశీలించి ప్రవర్తనను గమనించి ఔషధ ప్రయోగం చేయాలి. ముఖ్యంగా అర్సెనికం

అల్లం, ఆర్నికా, హూయోస్క్యామన్, ఇగ్నీషియా, అనకార్డియం మందులకు సంబంధించిన మానసిక వేదనలతోటి దీర్ఘ రోగాలున్న వాళ్ళు ఇలా ప్రవర్తిస్తారు. వానిని వైద్యుడు గ్రహించాలి.

వైద్యుడు వాడే మందుల్లో ఒక్కొక్క మందు వాడినపుడు అనేకసార్లు ఆశ్చర్యకరంగా గుణం కనిపిస్తుంది. ఆ కారణంగా ఆ మందుపై అభిమానం పెంచుకోకూడదు. ఉదా: ఒక్కొక్క వైద్యుడు జ్వరమున్న వానికెల్ల 'అకోనైట్' వాడుకుంటూ ఉంటారు. మరొకడు జేబులో 'వెల్వబిలా' సీసా పెట్టుకొని తిరుగుతూ అజీర్ణ వ్యాధులన్నీ దీనితో నయం చేస్తానని ప్రగల్భాలు పలుకుతుంటాడు. నా దగ్గరకు ఏ రోగి వచ్చినా 'నక్సువామికా' వాడిగాని మరో మందును వాడనని ఇంకొకడి ఆంక్ష. ఇలాంటివి పనికిరావు. రోగి పరిస్థితికి సారూప్యం సాధించిన ఔషధం, వ్యాధి లేక ముదుళ్ళను అనుసరించిన పొటెన్సీ, వ్యాధి వేగాన్ననుసరించిన మోతాదుల కాల పరిమితి, నివారణ– వీటిని గమనించి ఔషధం ప్రయోగాన్ని నిలిపి వేయడం మాత్రమే శాస్త్ర ప్రమాణం, క్షేమకరం కూడా.

హోమియో వైద్యంలో రోగికి తన మందు యొక్క ఆవశ్యకత ఎంత ఎక్కువో ఔషధ పరిమాణం అంత స్వల్పం. దానిని గుర్తుంచుకొంటే వైద్య కాలంలో ఔషధ గుణాలు చెదిరిపోకుండా కాపాడుకోవడానికి కావలసిన పథ్యపానాల(101) ప్రాముఖ్యం గుర్తుంటుంది. కొందరు ఇది చాదస్తమని, పథ్యం పాటించనక్కరలేదని దుర్బోధ చేస్తారు. వైద్యం మానవ సేవ. సవాళ్ళు కాదని గమనించాలి. హోమియో వైద్యాన్ని నమ్ముతూ దాని ఆచార్యుడైన హోనిమన్ చెప్పినవి చాదస్తాలనడం అవివేకం.

★★★★★★★★★★★★★

---

101 మద్యం, కాఫీ, టీ, ఉల్లిగడ్డ, వెల్లుల్లి, మసాలా దినుసులు. చెక్క, లవంగాలు మాంసం ఇవి వాడితే హోమియోపతి మందులు పనిచేయవు.

5. ఆక్యుపంక్చర్

శరీరంలో సూదులు గుచ్చి తద్వారా రోగ నివారణ చేసే పద్ధతిని 'ఆక్యుపంక్చర్' అంటారు. 'ఆక్యు' అంటే సూది. 'పంక్చర్' అంటే గుచ్చటం.

Acupuncture (akyoo' pungk cnor) is an oriental medical therapy in which small, solid needles, usually made of stainless steel , are inserted into specific body points in order to relieve pain or improve health.[102]

మనం తినే ఆహారం, పీల్చేగాలి శరీరంలో శక్తిని పుట్టిస్తాయి. ఈ శక్తిని విద్యుచ్ఛక్తితో పోల్చవచ్చు. ఇది దేహంలో నిల్వ ఉంటుంది. శరీరంలో ఒక భాగంలో ఈ శక్తి తక్కువైతే మరోభాగంలో నిల్వ ఉన్న శక్తి ఆభాగంలోకి సరఫరా చేయబడుతుంది. ఈ సరఫరా సక్రమంగా ఉన్నంత వరకు వ్యక్తి ఆరోగ్యంగా ఉంటాడు. లేకుంటే రోగగ్రస్తుడవుతాడు. ఆ శక్తిని సవరించే మార్గాన్ని 'మెరిడియన్స్' అంటారు.

ప్రతి మెరిడియన్, ఒక అవయవానికి సంబంధించి ఉంటుందంటారు. గుండె మెరిడియెన్, కాలేయం మెరిడియన్, జీర్ణకోశ మెరిడియన్– ఇలా ఈ శక్తి ప్రసరించే మార్గాల్లో సూదులు గుచ్చడం వల్ల శక్తి అధికమవుతుంది. అలా శక్తిని ఎక్కువగా ఉత్పత్తి చేసి రోగ నివారణ చేసే ఈ పద్ధతిని 'ఆక్యుపంక్చర్' అంటారు. ఏ మెరిడియన్ను చెందిన భాగం జబ్బుపడితే ఆ అవయవానికి శక్తి ప్రసరించే మార్గాల్లో సూదుల సిద్ధాంతం, నమ్మకం కూడా, ధర్మానికి ఏ మాత్రం నొప్పి కలుగకుండా సూదులతో గుచ్చే నేర్పు ఈ వైద్యులకు ఉంది. ఉండాలి కూడా, లేకపోతే ఆ సూదులే ప్రాణాంతకాలయ్యే ప్రమాదం ఉంది.

కొన్ని కొన్ని వ్యాధులు చర్మం మీద కొన్ని ప్రదేశాల్లో పరస్పర సంబంధం కలిగి పని చేస్తాయని ఆక్యుపంక్చర్ చెబుతుంది. మన శరీరం మీద ఆక్యుపంక్చర్ కేంద్రాలు 700 వరకు

---

102 ఈ వ్యాసానికి : ఎ) ఆక్యుపంక్చర్ – మార్గదర్శి డిసెంబరు, 1977, పుట:27 బి) ఆక్యుపంక్చర్ – మార్గదర్శి, మార్చి 1978, పుట : 12–13.

C. Richar Champman, John J. Boica, Acupuncture, Encyclopedia American volumes:1

ఉన్నాయి. వాటిలో కొన్ని నాడులు కందరాల వ్యవస్థకు సంబంధించినవి. కొన్ని శరీరంలోని లోపలి భాగాలకు సంబంధించినవి ఇవన్నీ కూడా పరిసర ప్రభావాలకు అత్యధికంగా ప్రతిస్పందిస్తాయి. ఈ ప్రదేశాలలో చర్మంలోని ఉపరితలం మిగిలిన చోట్లలో ఉండేదానికంటే తక్కువ వైద్యుతిక ప్రతిఘటన ఉంటుందని స్పష్టపడింది. వ్యాధిగ్రస్తమైన శరీరాంగానికో, కందరానికో సంబంధించిన స్థలాల్లో ఈ ప్రతిఘటన మరీ తక్కువగా గుర్తించడానికి ఇది ఎక్కువ ఉపయోగడుతుంది.

'సూదుల వైద్యులు' నాడీ పరిశీలన ద్వారా రోగ నిర్ణయం చేస్తారు. కుడి ఎడమ చేతుల నాడి పరీక్షిస్తే 12 రకాలుగా ఉంటుంది. అనుభవం ఉన్న ఆక్యుపంక్చర్ వైద్యుడు నాడి చూసి 300 రకాల రోగాలను నిర్ధారణ చేయగలడట.

ఆక్యుపంక్చర్ – ఆవిర్భావం

ఆక్యుపంక్చర్ వైద్య విధానానికి జన్మస్థానం చైనా దేశం. కొన్ని వేల సంవత్సరాల క్రితం యుద్ధాల్లో బాణాలను ఉపయోగించేవారు. చైనాలో యుద్ధం జరుగుతున్నది. బాణాల పరంపర నిలకడ లేకుండా ఇరుపక్షాల్లోని యుద్ధ సైనికుల శరీరాలను గాయపరుస్తున్నాయి. ఒక సైనికునికి వరుసగా ఎనిమిది బాణాలు తగిలాయట. అతడు నేలకొరిగాడు. ఇంతలో తొమ్మిదవ బాణం వచ్చి తగిలింది. అది శరీరంలో గుచ్చుకోవడంతో మొదటి ఎనిమిది బాణాలవల్ల కలిగిన గాయల్లోని నొప్పి మటుమాయమైంది. ఆ సంఘటనే 'ఆక్యుపంక్చర్' చికిత్సకు మూలం.

ఆక్యుపంక్చర్ వైద్య పద్ధతుల వర్ణన క్రీ.శ. 3వ శతాబ్దం నుండి కనిపిస్తుంది. దీని పుట్టుపూర్వోత్తరాల కూపీ లాగితే దీనికి 2500 సంవత్సరాల చరిత్ర ఉందని కొందరు అంటారు. Records of acupuncture practice and related therapy go back more than 2500 years.

చైనాలో ప్రారంభమైన ఈ వైద్య పద్ధతి ఇప్పటికీ అక్కడ విశేషంగా అమలులో ఉంది. దేశదేశాల నుండి రోగులు ఈ సూదుల చికిత్సకు చైనా వెళతారట. అగ్ర దేశాలైన సోవియట్ రష్యా, అమెరికాలలో కూడా ఇటీవల ఈ వైద్యాన్ని అమలు పరుస్తున్నారు.

2. ఆక్యుపంక్చర్–చికిత్సావిధానం

ఈ చికిత్సలో ఉపయోగపడే సూదులు వెంట్రుకలంత సన్నగా ఉంటాయి. అవి స్టెయిన్లెస్ సిల్వర్ తో చేయబడి ఉంటాయి. అందువల్ల తుప్పుపట్టవు. ఒక అంగుళం మొదలుకొని 12 అంగుళాల పొడవు ఉంటాయి. ఎన్ని సూదులు గుచ్చేది రోగాన్ని బట్టి, వైద్యుని చాకచక్యాన్ని బట్టి ఉంటుంది. కొన్ని వ్యాధులకు ఒకే సూది సరిపోతుంది. కొన్నింటికి ఒక్కేసారి 42 సూదులు గుచ్చుతారు.[103]

---

[103] C. Richar Champman, John J. Boica, Acupuncture, Encyclopedia Americana volumes:

సూదుల్ని ఒకటి లేక రెండు మిల్లీ మీటర్ల లోతుకి, ఒక్కొక్కప్పుడు 10 మిల్లీమీటర్ల వరకూ దింపుతారు. సూదుల్ని గుచ్చేటపుడు రోగికి వేడిగా అనిపిస్తుంది. ఒక్కోసారి శరీరం బద్దలయి పోతున్నట్లుంటుంది. కానీ సూది గుచ్చిన నొప్పి మాత్రం కన్పించదు.

సాధారణ చికిత్సకు సూది గుచ్చిన తర్వాత 5 నుండి 10 నిమిషాల వరకు ఉంచుతారు. కొన్ని వ్యాధులకు రెండు గంటల వరకు ఉంచుతారు. కొందరు 200 సార్లు చికిత్స చేసుకోవలసి ఉంటుంది.

సూదుల్ని గుచ్చడంతో పాటు వేడినీటి కాపడాలు పెట్టడం, మర్దన చేయడం మొదలైన చికిత్సలు కూడా జతగా ఉపయోగిస్తారు. కొన్ని జబ్బులకు ఈ చికిత్స పడదు. అలాంటి రోగాలకు చికిత్స చేయడానికి వైద్యుడు అంగీకరించడు.

జబ్బున్న భాగం ఏ మెరిడియన్ కు సంబంధించిన అవయవమో గుర్తించి ఆ ప్రకారం సూదులు గుచ్చి చికిత్స చేస్తారు. ఒకచోట శరీర అవయవాల్లో బాగుండక పోతూ మరోచోట నొప్పి రావడం సహజం. ఈ విషయాన్ని అన్ని వైద్య శాస్త్రాలూ సమర్థిస్తాయి. ఉదా: గుండెనొప్పి వస్తే ఎడమ చేతికి చాలా నొప్పి వస్తుంది. అలాగే ఏ అవయవానికి వ్యాధి ఉందో కని పెట్టి ఆ అవయవానికి సంబంధించిన నరాల్లో సూది గ్రుచ్చడమే ఈ చికిత్స.

3. ఆక్యుపంక్చర్ చికిత్స – ప్రాశస్త్యం

ఇది చాల చౌక అయిన చికిత్సా విధానం. అందువల్ల పేద దేశాల్లో నివసించేవారికి ఇది వరం లాంటిది.

ఇతర చికిత్సా పద్ధతులవల్ల నయంకాని ఎన్నో జబ్బులు దీని వల్ల నయమైనట్లు కొన్ని ఆధారాలున్నాయి.

ఒక వ్యక్తికి రాడిక్యులిటిస్ వెన్నుపాము నరం ముఖ్యంగా లోపలి నరం బాగా వాచిందట. హాస్పిటల్లోని ఫిజియో థెరాప్యుటిక్ విభాగంలో రెండేళ్ళ చికిత్స అనంతరం, మెలికలు తిరిగిపోతున్న అతనికి నాలుగు మార్లు సూదుల చికిత్స జరిగే సరికి రోగం నయమైందట.

ఒక ప్రసిద్ధ శస్త్ర చికిత్సకుని వద్ద పని చేస్తున్న సీనియర్ నర్సు బ్రాంకయిల్ ఆస్తమావల్ల నలభైఏళ్ళ వయస్సుకే రిటైరు కావలసి వచ్చింది. ఆపరేషన్ గదిలో ఉండగా ఆమె వ్యాధి ప్రకోపించింది. 'ఆక్యుపంక్చర్' ప్రయత్నించి చూడమన్నారట ఎవరో, చిత్రంగా సూదిగుచ్చిన కొద్ది నిమిషాలకే వ్యాధి నయమైందట.

రష్యాలో ఆ మధ్య కాలంలో 'ఆక్యుపంక్చర్' వైద్య పద్ధతి బాగా అమలులోకి వచ్చినట్లు తెలుస్తున్నది.

'మూడేళ్ళ క్రితం 'ఆక్యుపంక్చర్' కోసం ఒక జట్టును కూర్చి శిక్షణనిచ్చారు. నేడు అనేక చికిత్సలయాలలో ఆక్యుపంక్చర్ గదులున్నాయి. రిఫ్రెషర్ కోర్సులు పెట్టి వానికోసం స్పెషలిస్టుని తయారు చేస్తున్నారు. అనేక సోవియట్ నగరాలలో ఆక్యుపంక్చర్ నేర్చుకునేందుకు జట్లు

ఏర్పడ్డాయి. వారిలో శరీర శాస్త్రవేత్తలు, బయోఫిజిస్టులు, గణిత శాస్త్రవేత్తలు, రేడియో ఎలక్ట్రానిక్ నిపుణులు ఉన్నారు. మా ఇన్‌స్టిట్యూట్లో రిడిక్యుట్లో రిడిక్యులిటిస్, బ్రాంకైల్ ఆస్తమాలలోనేగాక ప్రసూతి, గైనకాలజీ, నేత్ర చికిత్స, కర్ణవ్యాధి, బాలవ్యాధి చికిత్సలలో కూడా ఆక్యుపంక్చర్ ఉపయోగించడానికి ప్రయత్నం జరుగుతోంది. మా ఇన్‌స్టిట్యూట్కి తన పాలీ క్లిని క్గా 15 లెబరేటరీలున్నాయి. పది మాస్కో హాస్పిటల్యలో మా చికిత్సా కేంద్రాలున్నాయి." అంటారు. ప్రొఫెసరు రూమెన్.

రోగిని ఆపరేషన్ గదిలోకి తీసుకొచ్చిన తర్వాత డాక్టరు ఎడమ చేతి వేళ్ళు రోగి తడుముతాడు. కంటికి కనిపించని చికిత్స కేంద్రాల కోసం అన్వేషించి ఆ కేంద్రాల్ని గుర్తించి సున్నితమైన సూదుల్ని గుచ్చుతాడు. రోగికి మత్తు మందులాంటివేమీ ఇవ్వనవసరం లేదు.

"ఆపరేషన్ జరిగాక కలిగే బాధల్ని తొలగించడానికై మత్తు మందులకు బదులు ఆక్యుపంక్చర్ ఉపయోగించవచ్చును. ఒక ఉదాహరణ: ఒకామెకు చికిత్స అనంతరం భుజ కండరాలలో వాపు వచ్చింది. కొంచెం కదిలించినా విపరీతమైన బాధ. కాని సూదులు గుచ్చిన అయిదు నిముషాలలో ఆమె బాధ తగ్గిపోతుంది. కాని ఆక్యుపంక్చర్ నిరపాయం, బాధనివారణయే కాకుండా శరీరం పుంజుకొనేట్లు చేసి, త్వరలో తేరుకోనేందుకు సాయపడుతుంది." అంటారు రష్యాలోని రిఫ్లెక్స్ థెరపీ ఇన్‌స్టిట్యూట్ డిప్యూటీ డైరెక్టరూ, అనస్తీషియాలజిస్టు అయిన నెఫ్టాస్ జోల్నికోఫ్.

అదే ఇన్‌స్టిట్యూట్లో మరో విభాగం డైరెక్టరు గ్రిగగీ బసిస్టెండో ఇలా చెప్పారు. మనిషి తనంత తానుగా వదులుకోలేని అనేక నష్టకర అలవాట్లు తొలగించడంలో ఆక్యుపంక్చరుకు ఎంతో భవిష్యత్తు ఉంది. నికోటిన్, ఆల్కహాల్ మాదక ద్రవ్యాలు ప్రవేశపెట్టే జీవ రసాయన ప్రక్రియా క్రమాల వ్యాధులను ఆక్యుపంక్చర్ నివారిస్తుందని మన నమ్మకం. కానీ దానికి ఎంతో పరిశోధన కావాలి.

పొగ త్రాగడం వల్ల కలిగే నష్టాల్ని గురించి పెద్ద ప్రచారం జరుగుతున్నా పొగతో వాతావరణం కలుషితమవుతూనే ఉంది. కొంత మంది రోగులకు ఆక్యుపంక్చర్ చికిత్స రెండు మూడు సార్లు చేశాక గుణం కన్పించిందట. కొందరికి పొగత్రాగాలనే వాంఛే చచ్చిపోయిందట.

ఆరోగ్యం పునరుజ్జీవమునకు మన పూర్వీకులు ఉపయోగించిన పద్ధతులు పునర్నిర్మాణలన పొందుతున్నాయి. ఆక్యుపంక్చర్ సర్వరోగ నివారణి కాకపోవచ్చు. కానీ అన్ని తరహల శరీర పరీక్షలు జరిపి కేంద్ర స్థానాన్ని గుర్తించి నైపుణ్యంతో అవసరమైన చికిత్స చేస్తే ఆక్యుపంక్చరు చికిత్సా పద్ధతి కొన్ని రోగాల్ని పటాపంచలు చేయగలదు.

★★★★★★★★★★★★★★★

6. అయస్కాంత వైద్యం

మానవ శరీరంలోకి రోగక్రిములు ప్రవేశించినప్పుడు, తగిన సంఖ్యలో ప్రతి రక్షకాలు ఉత్పత్తి కానప్పుడు ఆ వ్యక్తి రోగగ్రస్తుడవుతాడు. ఎన్నో రకాలైన బాక్టీరియా, వైరస్ ల వల్ల మానవులలో రోగాలు సంభవిస్తాయని వైద్య శాస్త్రజ్ఞుల నిర్ణయం.

రోగి తిరిగి ఆరోగ్యవంతుడు కావడానికి చేసే చికిత్సా పద్ధతుల్లో 'అయస్కాంత చికిత్స' ఒకటి.

శాస్త్రీయాభివృద్ధి జరిగిన కొద్దీ ప్రజలకు నూతన చికిత్సా విధానాలు అందుబాటులో వస్తున్నాయి. అయస్కాంత చికిత్స ఈనాటిది కాదు. చాలాపురాతనమైంది. అసలు అయస్కాంతం కనిపెట్టబడిన నాటి నుండి ఆది మానవునికి ఎన్నో విధాలుగా సహాయాన్ని అందిస్తున్నది. నకిలీ నాణేలను గుర్తించడానికి, ఒక ఇంజనీరు శాస్త్ర పరికరాల్లో భాగంగానో మాత్రమేగాక అయస్కాంత శక్తి ఎన్నో రోగాలను కూడా నయం చేస్తుందంటే ఆశ్చర్యంగా ఉంటుంది.

1. అయస్కాంత వైద్యం – ప్రాచీనత

అయస్కాంత చికిత్స విధానం అతి ప్రాచీన కాలంలోనే అమలులో ఉన్నట్లు ఆధారాలున్నాయి.([104]) ఆయుర్వేదానికి మూలమైన అధర్వణ వేదంలోను, గ్రీకు శాస్త్రవేత్త సోక్రటీసు రచనల్లోను, చైనా పురాతన సాహిత్యంలోను అయస్కాంతాన్ని చికిత్స కోసం ఉపయోగించినట్లు తెలుస్తున్నది.

అయస్కాంతం మూడు వేల సంవత్సరాలకు పూర్వమే చైనాలో కనుక్కోబడింది. ఆంగ్లోసాక్రియఘులు దీనిని 'లీడ్స్' అని పిలిచారు. 'లీడ్' అంటే దారి, మార్గం అని అర్థాలు. క్రీ.శ. 1వ శతాబ్దంలో నివసించిన రోమనులకు దీనిని గూర్చి తెలుసు. గ్రీకులు దీన్ని 'మాగ్నెట్' అని పిలిచారు. 'మాగ్నటైబ్' నుంచి 'మాగ్నెట్' అనే పేరు వచ్చింది.

---

[104]ఆధారం : గోవర్ధన్, సమ్మెట, అయస్కాంత చికిత్స, మార్గదర్శి, ఆగస్టు 1979, పుటలు : 10–13
పల్లెల్లో కొన్ని రోగాలకు ఇనుమును ఉపయోగించి చికిత్స చేయడాన్ని
గమనించవచ్చు.

"Magnetite or Magnetic Iron ore is an oxide of Iron. Some specimens of this mineral posses polarity (are themselves magnets). Such magnetite is called lode stone"[105] కాంతిరాయి అని కూడా పిలుస్తారు.

పూర్వీకులు అయస్కాంతాన్ని ఎన్నో అద్భుతమైన ధర్మాలు కలిగించేవిగా భావించే వాళ్ళు. ధనవంతులు ఆరోగ్యంగాను, యవ్వనవంతులుగాను ఉండడానికి ధరించేవారట. తాము ప్రేమించిన యువతులను ఆకర్షించడానికి యువకులు అయస్కాంతపు పొడిని మింగేవారు. జగదేక సుందరి క్లియోపాత్రా తన అందాన్ని కాపాడుకోవడానికి నొసటిపైన అయస్కాంతాన్ని ధరించేదట. జానపదులు అయస్కాంతాన్ని దైవికమైన శక్తిగా నమ్ముతారు.

అయస్కాంత చికిత్సకు జపాన్, రష్యా, అమెరికా దేశాల్లో ఆదరణ ఎక్కువ. నార్వే, స్వీడన్ మొదలైన దేశాల్లో అయస్కాంతం లభ్యమవుతున్నది.[106] నిశ్చయ అయస్కాంత క్షేత్రం ద్వారా జీవుల్లో 'జీవ అయస్కాంతత్వాన్ని' సృష్టించి, వాటి శరీరాల్లో సంభవించే చర్యల్ని పరిశీలించడం ద్వారా జీవుల ధర్మాల్ని, వాటి చర్యల్ని అర్థం చేసుకోవడానికి అవకాశం ఉంది. జీవుల్లో అయస్కాంత ప్రభావం వెంటనే కనిపించదట. క్రమం తప్పకుండా అయస్కాంతత్వానికి గురిచేయడం ద్వారా జీవుల్లో మార్పుల్ని గుర్తించవచ్చు. ఈ విషయమే అయస్కాంతం చికిత్సకు మూలాధారం.

అమెరికా సంయుక్త రాష్ట్రంలోని ఇల్లినాయిస్ విశ్వవిద్యాలయం అయస్కాంతత్వం పై జరిపిన పరిశోధనలను పుస్తక రూపంలో ప్రకటించాడు.

భవిష్యత్తులో వైద్య విధానంలో అయస్కాంతత్వ వినియోగం ఎక్కువవుతుందని కూడా చెప్పారు. న్యూయార్క్ లోని డా॥ మెక్లోస్ ప్రకారం క్యాన్సర్ వ్యాధి శక్తివంతమైన అయస్కాంత క్షేత్రంలో నిలవలేదు. హోమియోపతి వైద్య విధాన స్థాపకుడు హానెమన్ అయస్కాంతత్వం పై ఎన్నో ప్రయోగాలు చేసేవారు. కొన్ని తీవ్రమైన జబ్బుల్ని అయస్కాంతం ద్వారా త్వరగా శాశ్వతంగా నయం చేయవచ్చని వారు అన్నారు.[107]

జపాన్లో అయస్కాంత చికిత్సా విధానం అమలులో ఉంది. దైనందిన జీవితానికి ఎన్నో పరికరాలు, పిల్లల ఆట వస్తువులు అక్కడ తయారు చేయబడుతున్నాయి. వాళ్ళు అయస్కాంత ఆరోగ్యపట్టీలు, అయస్కాంతపు నెక్లెస్లు, అయస్కాంతపు బెల్లులు, అయస్కాంతపు కుర్చీలు మొదలైన వాటిని రకరకాల రోగాల చికిత్సల్లో ఉపయోగిస్తారు.

---

[105] Collier's Encyclopedia Vo, 15, 1980, P.No.208

[106] Magnetite is an important iron ore in Sweedon, Norway, the Uralmountains in the Adirondeck Range of Newyork and in New Jercy and Utah (Collier's Encyclopedia Vol. 15, P.No: 208).

[107] ఇతడు అయస్కాంత ధర్మాన్ని ఆధారం చేసుకొని ఔషధాల్ని తయారుచేసే హోమియోపతి వైద్యంలో ప్రవేశపెట్టినాడట.

రష్యా వాళ్ళు అయస్కాంతాలను, అయస్కాంత జలాన్ని మాత్ర పిండంలో ఏర్పడ్డ రాళ్ళతోసహా ఎన్నో ఇతర చికిత్సలకు ఉపయోగిస్తున్నారు.

2. భారతదేశం – అయస్కాంత చికిత్స

భారతదేశంలో అయస్కాంత చికిత్స గురించి చెప్పుకోదగ్గ కృషి జరిగిందనే చెప్పాలి. దేశంలోని వివిధ ప్రాంతంలో ఎంతో మంది వైద్యులు తీవ్రమైన జబ్బుల్ని నయం చేయడానికి అయస్కాంతాన్ని ఉపయోగిస్తున్నారు. వాళ్ళలో కొంతమంది అయస్కాంతపు పట్టీలను, కుర్చీలను, జలాన్ని వాడుతున్నారు.

ఢిల్లీలో డా॥ హెచ్. హెల్. బన్సల్ స్వామి 'హోమియో మరియు అయస్కాంత చికిత్సా కేంద్రాన్ని' స్థాపించి ఉచితంగా వైద్యం చేస్తున్నారు.

3. అయస్కాంత చికిత్స – పనిచేసే విధానం

అయస్కాంతాన్ని శరీరంపైన పెట్టినపుడు శరీరంలోని కణాల్లోకి అయస్కాంతం అలలు ప్రసరిస్తూ ద్వితీయ ప్రవాహాలను ఉత్పత్తి చేస్తాయి. ఈ ప్రవాహం వల్ల పుట్టే వేడి బాధను, వాపుల్ని తగ్గిస్తుంది. అనియంత్రిత నాడుల కార్యక్రమం సజావుగా సాగుతూ వాటిలో నిర్దేశించబడే అంతర్గత అంగాలు తమ నిర్ణీత కార్యక్రమాన్ని తిరిగి ప్రారంభిస్తాయి. శరీరంలో ఉన్న ఎర్ర రక్త కణాల్లోని 'హిమోగ్లోబిన్' లో ఉన్న ఇనుము అయస్కాంతం చేత ఆకర్షింపబడటం వల్ల రక్తం ప్రభావితమవుతుంది. రక్తప్రసరణవల్ల ఈ ప్రభావం శరీరమంతా వ్యాపిస్తుంది. అయస్కాంతత్వం శరీరం నుండి కాల్షియం, కొలెస్టరాల్లను తొలగించి రక్తాన్ని శుభ్రపరిచి, అయనీకరణం చెందిస్తుంది. అందువల్ల రక్తం ఎంతో సాఫీగా శరీరం అంతా ప్రవహిస్తుంది. అందువల్ల శరీరంలో రక్తం గడ్డ కట్టదు. గుండె నిర్వర్తించే పనులు సులభతరమై రక్త పీడనాన్ని క్రమబద్ధం చేస్తుంది. దానివల్ల అలసట, ఉద్రేకం తగ్గుతుంది. హార్మోనులు స్రవించడం క్రమబద్ధం కావడం వల్ల శరీరం ప్రకాశవంతమవుతుంది. అంతేగాక శరీరంలో కణ విభజన, కణజాలాల అభివృద్ధికి తోడ్పడి ఎర్రరక్త కణాల సంఖ్యను అధికం చేస్తుంది.

చికిత్స కోసం ఉపయోగించే అయస్కాంతాలు ఎన్నో ఆకారాలలో శక్తిరూపాలై ఉంటాయి. అయస్కాంత ఉత్తర ధ్రువం బాక్టీరియా, ఇతర సూక్ష్మ జీవుల చర్యలను నిరోధిస్తుంది. కురుపులు, గజ్జి, గ్రంథులు, చెమట కాయలు మొదలైన వాటిపై ప్రభావాన్ని చూపెడుతుంది.

దక్షిణధ్రువం నుంచి వెలువడిన శక్తి శరీరంలోని భాగాలకు బలాన్నిస్తుంది. రక్త ప్రసరణ, జీర్ణమండల, శ్వాసక్రియ, మూత్ర–లైంగిక మండలాలలపై ప్రభావాన్ని కలుగజేసి, వానిలోగల వ్యాధి సంబంధమైన గుణాన్ని తొలగిస్తుంది. శరీరంలో వ్యాధికి గురి అయిన ప్రదేశాన్ని

అనుసరించి అయస్కాంతాలు అవసరమవుతాయి. చికిత్స చేయాల్సిన ప్రదేశం చిన్నదైతే ఒక అయస్కాంతం చాలు.   ఈ వ్యాధి ప్రభావం శరీరమంతా ఉన్నట్లయితే అయస్కాంతాన్ని అరచేయి, అరికాలుపై ఉంచుతారు. సాధారణంగా అయస్కాంత ఉత్తర ధృవాన్ని కుడి అరిచేయి లేక అరికాలు పైన, దక్షిణ ధృవాన్ని ఎడమ అరచేయి లేక అరికాలుపై ఉపయోగిస్తారు.

అయస్కాంత చికిత్స వ్యాధి ప్రారంభ దశలో రోజుకు 10 నిమిషాలు తీవ్రమైన వ్యాధులకు 20 నుండి 30 నిమిషాలు లేక రెండుసార్లు 10–15 నిమిషాల పాటు ఇవ్వబడుతుంది. ఉదయం భోజనానికి ముందు సమయం చికిత్సకు అనువైనది. చికిత్స తర్వాత 30 నిమిషాల వరకు చల్లని పానీయం కాని, ఆహారంకాని తీసుకోకూడదు. 2 గంటల దాకా స్నానం చేయాకూడదు. భోజనం తీసుకున్న తర్వాత 2 గంటల దాకా శక్తివంతమైన అయస్కాంతాన్ని ఉపయోగించకూడదు. అయస్కాంతాన్ని తాకినపుడు వ్యక్తి ఆవలింతలు, నిద్రమత్తు తలనొప్పి లేక ఇతర ఏ విధమైన ఇబ్బంది కనిపించినా అయస్కాంతాన్ని వెంటనే తొలగించాలి. అయస్కాంతత్వం వస్త్రం, గాజు, రబ్బరు, స్టీల్, కర్ర – వీటి నుండి ప్రవహిస్తుంది. గ్లాస్, రబ్బరు, స్టీలు మొదలైన పాత్రలో నీళ్ళు లేక వేరే ద్రవ పదార్థాలను ఉంచితే అవి అయస్కాంత ప్రభావితమవుతాయి. ఆ జలాన్ని చాలకాలం వరకు తీసుకున్నట్లయితే మంచి ఫలితాలు కనబడతాయి. దాదాపు అన్ని రకాలైన జబ్బులు – ముఖ్యంగా జీర్ణశక్తి, ఆకలిని పెంచడం, మూత్ర విసర్జన, ఆమ్ల గుణాన్ని తగ్గించడంపై దీని ప్రభావం కనిపిస్తుంది. ఒక వ్యక్తి రోజుకు మూడు లేక నాలుగు 'ఔన్సుల అయస్కాంత జలాన్ని, చిన్న పిల్లలైతే, ఔన్సు తీసుకోవచ్చు.

4. అయస్కాంత చికిత్స–ప్రాశస్త్యం

ఇతర చికిత్సా విధానాలతో పోల్చినపుడు అయస్కాంత చికిత్స ఎన్నో విధాలుగా అనుకూలమైందని తెలుస్తుంది. ఖర్చు చాల తక్కువ. దీన్ని ఇతర చికిత్సా విధానాల్లో కూడా ఉపయోగించవచ్చు. సక్రమంగా వాడితే చాలా సంవత్సరాల వరకు అయస్కాంతం దాని శక్తిని కోల్పోదు. ఒకవేళ శక్తి కోల్పోయినా దాన్ని తిరిగి శక్తివంతం చేయవచ్చు. ఆ చికిత్స తప్పనిసరి అలవాటుగా మారదు. శరీరంలో దానివల్ల దుష్ప్రభావలేమీ ఉండవు.

బొంబాయిలోని ఒక అయస్కాంతాల తయారీ కర్మాగారంలో పనిచేసే కార్మికులు కర్మాగారంలో చేరినప్పటి నుండి మగ బిడ్డల్ని పొందారట. వారిలో ప్రవేశించిన అయస్కాంతత్వం సంయోగ బీజాల కలయికను ప్రభావితం చేస్తున్నదా లేక ఇది యాద్వఛ్చికంగా జరిగిన విషయమా? అన్న విషయాన్ని తెల్చాల్సి ఉంది.

అయస్కాంత చికిత్స ద్వారా నయంగావించిన కొన్ని వ్యాధులు చరిత్ర ఇలా ఉంది.

అంబాలా జిల్లాకు చెందిన 28 సంవత్సరాల యమునా నగర నివాసి, 8 సంవత్సరాల నుండి మెడ, వెన్ను, కాళ్ళలో గట్టిదనం వల్ల బాధ పడుతుండేవాడు.   ఆ వ్యాధి 'యాంకిలోసింగ్

స్పాండిలైటిస్ ' లని నిర్ధారించబడింది. ఆ వ్యాధికి చికిత్స ఏమీ లేదని, జీవితాంతం బాధపడవలసిందేనని డాక్టర్లు అన్నారట. 2 వారాల అయస్కాంత చికిత్స తర్వాత వ్యాధి పూర్తిగా నయమైందట.

ఇంకో వ్యక్తి పిరుదులపై కురుపులతో బాధపడుతుండేవాడు. రెండుసార్లు చికిత్స చేసినా లాభం లేకపోయింది. అతని పాదాలకు అయస్కాంత చికిత్స ఇవ్వడం జరిగింది మూడు నెలల్లో అతడా బాధనుండి బయటపడ్డాడు.

ఇంకో వ్యక్తి 30 సంవత్సరాలపాటు పాదాలపై గజ్జితో దురద, మంటతో బాధపడేవాడు. 45 రోజుల చికిత్స తర్వాత అది నయమైంది.

6 సంవత్సరాల వయసున్న బాలుని బీజం ఉబ్బి బాధపడేవాడు. వైద్యులు శస్త్రచికిత్స అవసరమన్నారు. తల్లిదండ్రులు ఒప్పుకోలేదు. నెలవంక ఆకారమున్న అయస్కాంతాన్ని రోజుకు 15 నిమిషాలపాటు ఆరు నెలలు వాడగానే స్కోటం వాపు 75 శాతం తగ్గిందట. అట్లే ఇంకో ఆమె దంతాల బాధ పడలేక పన్ను పీకి వేయించుకోవడానికి నిశ్చయించుకుంది. రోజూ 15 నిమిషాల పాటు అయస్కాంత చికిత్స ఇవ్వగానే ఎంతో ఉపశమనాన్ని పొందింది.

రక్తంలో ఎర్ర రక్త కణాలు 48 ఉంటాయి. వైద్య పరిశోధన అవసరాలకు రక్తం నుండి ఎర్రరక్త కణాల్ని వేరు చేయడానికి అయస్కాంతం తోడ్పడుతుంది. చెకోస్లోవేకియాలోని న్యూక్లియర్ ఫిజిక్స్ సంస్థలోని శాస్త్రజ్ఞులు మాగ్నెటీ మీటర్ ద్వారా గుండెలోని అయస్కాంత క్షేత్రాన్ని తెలుసుకోగలిగారట. దీని వల్ల 'మాగ్నెటీకార్డియోగ్రఫీ' ని గూర్చి ఎక్కువగా తెలుసుకోవడానికి అవకాశం ఉంది.

శస్త్ర చికిత్స అవసరమన్పించిన సందర్భంలో కూడా అయస్కాంతం చికిత్సలో సులభంగా నయమవుతుందంటే 'అయస్కాంత చికిత్స ఎంత శ్రేష్ఠమైందో ఊహించవచ్చు.

★★★★★★★★★★★★★

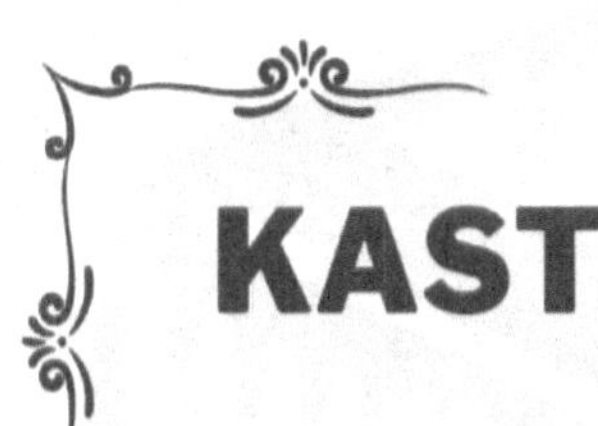

KASTURI VIJAYAM

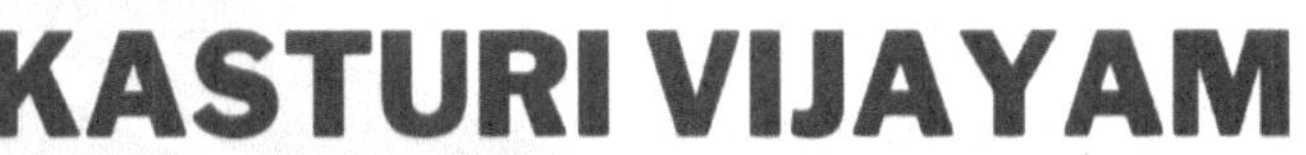
00-91 95150 54998

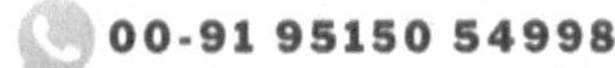
KASTURIVIJAYAM@GMAIL.COM

SUPPORTS

- PUBLISH YOUR BOOK AS YOUR OWN PUBLISHER.

- PAPERBACK & E-BOOK SELF-PUBLISHING

- SUPPORT PRINT ON-DEMAND.

- YOUR PRINTED BOOKS AVAILABLE AROUND THE WORLD.

- EASY TO MANAGE YOUR BOOK'S LOGISTICS AND TRACK YOUR REPORTING.

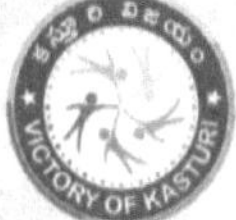

9 788196 307561